Fessler · Müller

Das einfachste Faszien-Übungsbuch aller Zeiten

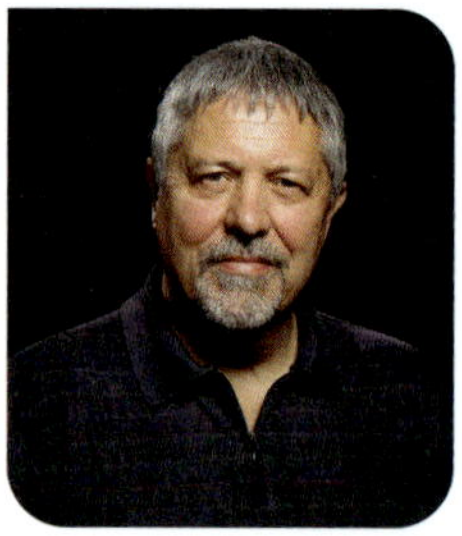

Prof. Dr. Norbert Fessler promovierte und habilitierte an den Universitäten Heidelberg und Frankfurt/Main in den Sozial- und Bewegungswissenschaften. Er ist Professor für Gesundheits- und Körperbildung an der Pädagogischen Hochschule Karlsruhe. Seit mehr als 30 Jahren beschäftigt er sich privat wie beruflich mit Entspannungstechniken. Er ist Autor zahlreicher Publikationen zu körperbasierten Entspannungstechniken. 2010 hat er die Forschungsgruppe »Karlsruher EntspannungsTraining« mit der Akademie für Körperbildung, Stressbewältigung & Entspannung (ket; www.entspannung-ket.de) ins Leben gerufen.

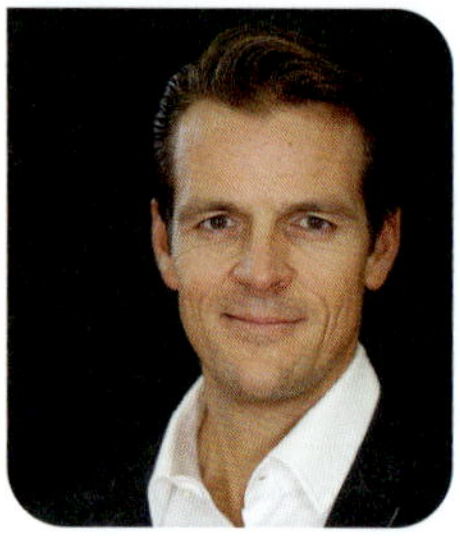

Dr. Marcus Müller ist Diplom-Pädagoge und als Akademischer Oberrat am Institut für Bewegungserziehung und Sport der Pädagogischen Hochschule Karlsruhe tätig. Er ist ausgebildeter Faszientrainer und hat schon zahlreiche Workshops geleitet. Er ist Mitglied der Forschungsgruppe »Karlsruher EntspannungsTraining« und kann als Functional Movement Screen Trainer auf fundierte Diagnostik- und Trainingserfahrungen sowie ein reiches Repertoire an spezifisch wirksamen Körperübungen zurückgreifen.

Prof. Dr. Norbert Fessler · Dr. Marcus Müller

Das einfachste Faszien-Übungsbuch aller Zeiten

Ohne Hilfsmittel: Das optimale Training für Vielsitzer

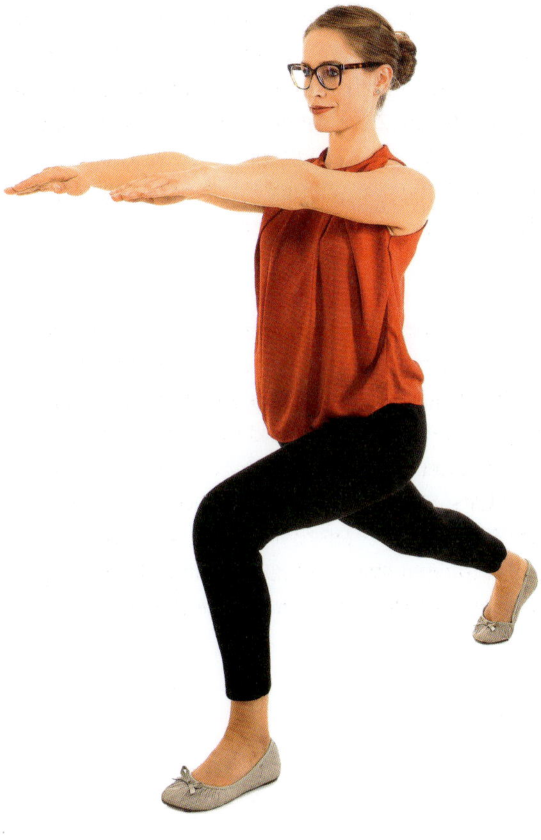

TRIAS

Liebe Leserinnen, liebe Leser,

Faszientraining ist in jedem Alter wirksam. Es hält leistungsfähig und fit. Das Bindegewebe wird gestrafft, regeneriert und bei nachhaltigem Training sogar erneuert. In der Folge wird mehr Beweglichkeit erzielt, Rückenschmerzen werden gemindert und Effekte bis hin zur Cellulitis-Reduktion sind möglich. Wenn allerdings Faszienrollen auf untrainierte Körper treffen und dann auch noch ohne Trainingsanleitung geübt wird, kann solch ein Training eher schaden als nutzen. Deshalb haben wir ein gesundheitlich unbedenkliches Faszientraining entwickelt, das ohne Faszienrolle auskommt. Es umfasst Basisprogramme, Kurzprogramme und Individualisierungsmöglichkeiten des Trainings nach Indikationen.

Die fünf angebotenen Basisprogramme orientieren sich an fünf myofaszialen Leitbahnen, nämlich Spiral-, Rücken-, Frontal-, Lateral- und Armlinien. Jedes Basisprogramm setzt sich aus neun Übungen zusammen: Sie beginnen mit einem sensorischen Wahrnehmen. Dann folgen zwei Mobilisationsübungen, die vor allem das myofasziale Gewebe erwärmen und damit Verletzungen vorbeugen. Es schließen sich fünf Kernübungen zu der jeweiligen Faszienlinie an, mit den Zielsetzungen Dehnen, Tonisieren, Federn & Schwingen. Die Programme enden mit einer Focusing-Übung, die das fasziale Nachspüren fördert. Die Übungsdauer der Programme beträgt etwas mehr als 20 Minuten.

Aus den fünf Basisprogrammen gehen fünf Kurzprogramme hervor, die jeweils fünf Übungen beinhalten und ca. 10 Minuten Übungsdauer erfordern. Sie können vielseitig und zwischendurch eingesetzt werden: von Vielsitzern im Beruf, von Reisenden unterwegs und im Alltag auch zu Hause.

Weitere Programme orientieren sich an Problemstellungen wie etwa Rückenschmerzen, steifer Nacken oder Verspannungen in der Brustwirbelsäule.

Die Programme und Übungen wurden mit der Zielsetzung erarbeitet, allein trainieren zu können, ohne zuvor mit einem Trainer üben zu müssen. Dieser Anspruch gilt auch für Ungeübte. Der Nachweis wurde in mehrjährigen Studien mit hunderten von Probanden erbracht. Entsprechend haben wir Bilder und Texte zu den Übungen sowie Videos mit ausführlichen Bewegungsbeschreibungen gestaltet – man kann also nichts falsch machen.

Vermutlich sind Sie jetzt neugierig auf die Übungspraxis und wollen sofort mit den ersten Übungen beginnen. Um die Besonderheiten des Faszientrainings zu verstehen, empfehlen wir Ihnen dennoch, sich in die wenigen einführenden Seiten einzulesen – damit Sie wissen, warum Sie was tun.

Wir wünschen Ihnen ein gewinnbringendes Training, mit dem Sie auf Dauer Ihre Faszien gesund und funktionsfähig halten können.

Norbert Fessler & Marcus Müller

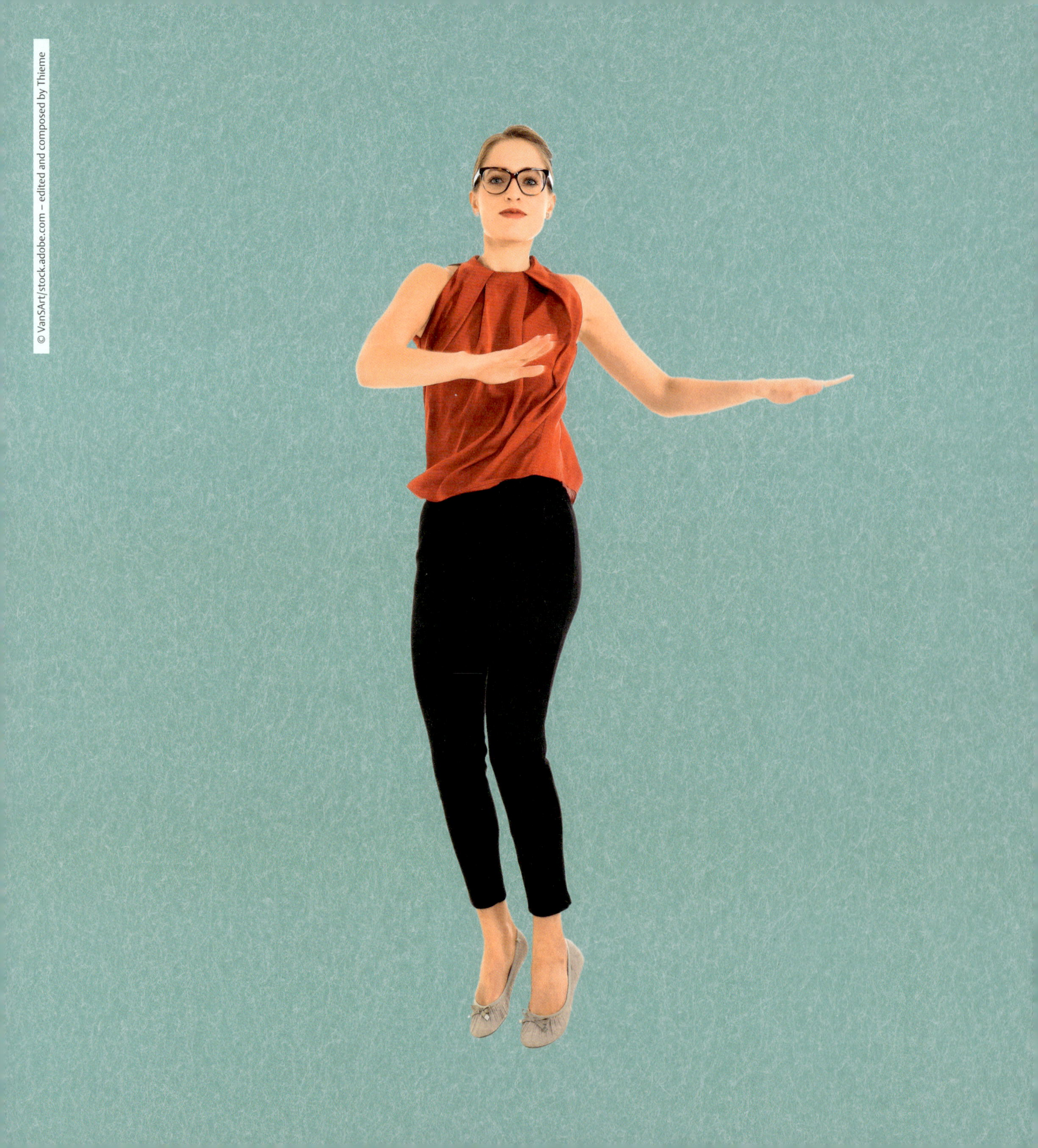

Faszinosum Faszien

Faszien schenkte man bei Operationen und Sektionen in den Anatomiesälen lange kaum Beachtung. Das hat sich geändert, denn mehr und mehr wurde erkannt, welche Bedeutung Faszien im menschlichen Körper besitzen.

Faszien neu entdeckt

Faszien wurden lange Zeit in ihrer Bedeutung unterschätzt – werfen wir einen kurzen Blick in die Geschichtsbücher.

Im 16. Jahrhundert zunächst heimlich durchgeführte Leichensezierungen legten die Basis für eine neuzeitliche Anatomie, die vor allem mit Vesalius (1514–1564), einem flämischen Anatomen und Chirurgen, verbunden ist. Er berichtigte mehrfach die anatomischen Beschreibungen Galens, eines griechischen Arztes und Anatomen (129–199 n. Chr.), und veröffentlichte seine Erkenntnisse mit wirklichkeitsgetreuen Darstellungen der Anatomie des Menschen nach eigenen Beobachtungen und Studien unter dem Titel »De humani corporis fabrica libri septem«. Bereits Vesalius stieß auf Faszien, jedoch konnte er diesen Gewebestrukturen, die kreuz und quer den Körper durchdringen, keine besondere Funktion zuordnen. Tatsächlich werden Faszien in Anatomiebüchern bis heute nur selten im Detail dargestellt. Auch bei Operationen und Sektionen in den Anatomiesälen wurden sie lange kaum beachtet. Als passives und unüberschaubares Verpackungs- und Füllmaterial im Körper bewertet, wurden Faszien im Anatomiesaal meist entfernt, um dem medizinischen Nachwuchs das eigentlich Bedeutsame freizulegen: Organe, Muskeln oder auch Gelenke.

Pioniere, die sich näher mit dem Fasziengewebe beschäftigten, waren Osteopathen Ende des 19. Jahrhunderts. Andrew Taylor Still, Gründungsvater der Osteopathie, wies früh auf die Besonderheit dieses Gewebes hin. In seiner Schrift »The philosophy of osteopathy« stellte er 1899 fest, dass Faszien jeden Muskel, jede Vene, jeden Nerv und alle Organe des Körpers umgeben, dass sie alle Muskeln, Sehnen und Fasern bedecken und durchdringen.

Dieses Wissen wurde von vielen Praktikern in manualtherapeutischen Behandlungsansätzen eingebunden; allerdings fehlten lange Zeit Nachweisverfahren für deren Wirksamkeit. Inzwischen gibt es ultraschallbasierte Verfahren, etwa die Scherwellen-Elastografie, mit denen die Elastizität und Verschiebbarkeit eines Gewebes gemessen werden können. Diese Art der Diagnostik beflügelte den Faszienboom, der 2007 mit dem ersten internationalen Faszienkongress in Boston ausgelöst wurde. In der Folge vernetzten sich weltweit Forschungsgruppen, um die Wissensbasis für dieses bislang vernachlässigte »Aschenputtelorgan« der Orthopädie zu erweitern. Die Zahl wissenschaftlicher Publikationen stieg rapide an.

Dem Deutschen Ärzteblatt zufolge sind Faszienprobleme für bis zu 90 Prozent der als unspezifisch eingestuften Rückenschmerzen verantwortlich[1]. Betroffen sind dabei vor allem Berufstätige mit sitzenden Tätigkeiten. Viele Patienten leiden an einem »myofaszialen Schmerzsyndrom« (MSS). Dabei gehen die Schmerzen von einzelnen Muskeln oder Muskelgruppen und deren Hüllen aus, bei denen eine zu hohe Muskelspannung vorherrscht.

Zentrales Merkmal des MSS ist ein überempfindlicher (Trigger-)Punkt innerhalb eines Muskels, der durch ständige Überbelastung dauerhaft zusammengezogen ist und damit auch die Muskelhülle (die Myofaszie) unter hohe Spannung setzt. Häufig liegen Bewegungseinschränkungen, Muskelschwäche oder Steifheit vor.

Es wird davon ausgegangen, dass myofasziale Strukturen bei einer Vielzahl orthopädischer Krankheitsbilder beteiligt sind. Anhand eines »Provokationstests« kann untersucht werden, von welchem Gewebe aus – Unterhaut (Subkutis), große Rückenfaszie (Fascia thoracolumbalis) oder langer Rückenstreckermuskel (M. errector spinae) – die größten Schmerzempfindungen ausgehen. Dafür wird den Probanden per Ultraschall eine hypertone (schmerzauslösende) Kochsalzlösung in die drei Gewebsschichten auf Höhe des 3. bis 4. Lendenwirbels injiziert. Als Kennwerte dienen unter anderem Schmerzintensität, Schmerzdauer und Schmerzausstrahlung. Forschungen mit dieser Technik zeigen, dass bei Injektion in das Fasziengewebe die drei Schmerzparameter signifikant höher, länger und größer waren als bei den anderen Schichten. Daraus lässt sich schlussfolgern, dass Faszien das schmerzempfindlichste Gewebe sind; im Vergleich zu den beiden anderen Gewebestrukturen verfügen sie über eine größere Anzahl von Schmerzrezeptoren. Sie könnten somit eine wichtige Rolle bei der Entstehung und Behandlung von Schmerzen im Rücken spielen.

Auch in den Bewegungs- und Sportwissenschaften finden Faszien mehr und mehr Beachtung. Nach neuesten Erkenntnissen beeinflussen sie aufgrund ihrer ganzheitlichen Funktionsweise unsere Muskeltätigkeit und wirken so auf alltägliche und sportmotorische Bewegungsabläufe ein. Früher wurde davon ausgegangen, dass ein Muskel seine gesamte Kontraktions- und Zugkraft direkt über die Sehne auf den Knochen überträgt. Heute weiß man, dass ein Großteil der Kräfte auf verschiedene bindegewebsartige Strukturen verteilt wird. Dazu zählen beispielsweise Sehnen, Sehnenplatten, aber auch Myofaszien wie Epi-, Peri- und Endomysium (Seite 12), die als intramuskuläres Bindegewebe bezeichnet werden. Diese Strukturen verbinden die Gelenke wie Brücken

Faszien

Das Wort Faszien leitet sich vom lateinischen Begriff »fascia« ab und kann mit »Bund«, »Bündel« oder »Verbund« übersetzt werden. Faszien sind Teil des Bindegewebes, und zwar des Weichteilgewebes, das den ganzen Körper wie ein Endlossystem durchdringt und wie ein 3-D-Spannungsnetzwerk zusammenhält. Bindegewebe hat, wie der Name es schon besagt, die Funktion, Zellen, Wasser und Gewebe zu verbinden. Es kommt überall im Körper vor und hält wie ein Klebestoff alle Körperteile zusammen.

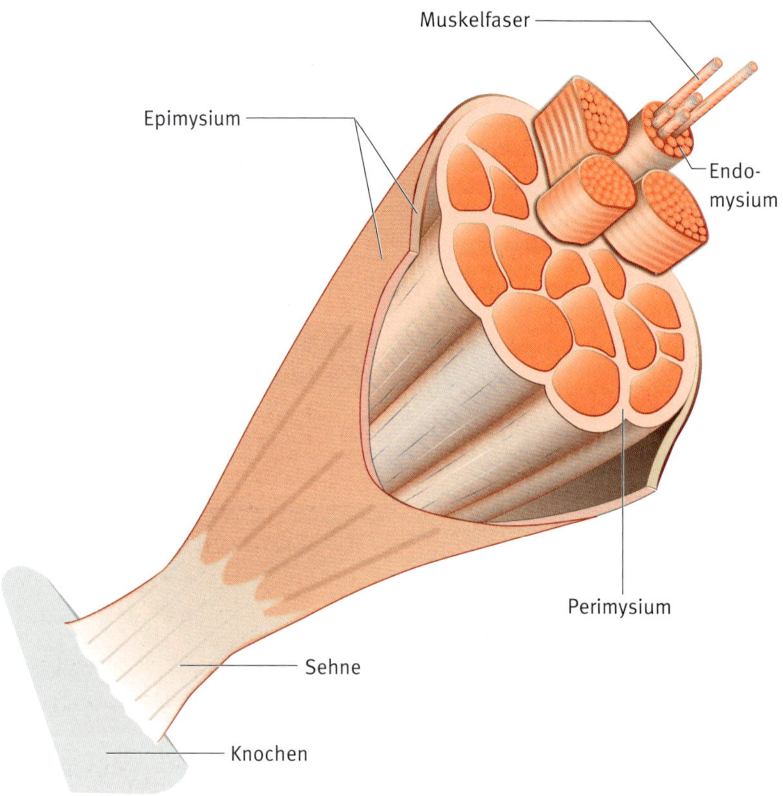

Behr M, Fanghänel J. Kraniomandibuläre Dysfunktionen. 1. Aufl. Stuttgart: Thieme; 2019.

Struktureller Muskelquerschnitt zur Verdeutlichung von Muskelfaszien: Epi-, Peri- und Endomysium

miteinander, sodass benachbarte Muskeln oder Muskelgruppen über mehrere Gelenke hinweg zusammenarbeiten können. Zudem geben intramuskuläre Bindegewebshüllen dem Muskel eine Struktur und Form und bieten gleichzeitig eine Gleitfläche.

Da Muskeln nicht mehr als funktionell abgeschlossene Einheit gelten, ist die Frage also nicht, welcher Muskel für eine Bewegung verantwortlich ist. Die Muskeln übertragen vielmehr ihre Kräfte auf ein komplexes Netzwerk aus faszialen Geweben. Man geht davon aus, dass alle Teile des Körpers in einem dynamischen Modell zusammenwirken in einem 3-D-Zugspannungssystem: Dieses basiert auf den Prinzipien der Biotensegrity, nach denen jeder Körper unter Spannung steht, um Raum zu umschließen und einzunehmen (Seite 13). Diesen Prinzipien zufolge wirken kleinste Bewegungen auf das gesamte Zugspannungssystem, wie in einem Spinnennetz.

Die Ausführungen geben einen Einblick, wie sehr sich die Sichtweise auf die Rolle des faszialen Gewebes verändert hat. Selbst in den Operationssälen wird heute dem faszialen Gewebe mehr und mehr Beachtung geschenkt. Vorbei sind die Zeiten, in denen Chirurgen achtlos mit dem Skalpell das Fasziengewebe durchtrennten. Um das fasziale Zugspannungssystem des menschlichen Körpers nicht zu sehr zu beeinträchtigen, werden immer mehr minimalinvasive Schlüsselloch-Operationen durchgeführt, sodass große Narben und langwierige Wundheilungsphasen vermieden werden können.

Was Faszien sind

Die Begriffe »Faszien« und »Bindegewebe« werden oft synonym verwendet. Tatsächlich sind sie aber nicht dasselbe.

Während im medizinischen Sinne auch Knochen und Knorpel als »stützendes« Bindegewebe sowie Blut als »flüssiges« Bindegewebe zum Bindegewebe zählen, wird der Faszienbegriff von der Fascia Research Society, einer Gruppierung renommierter Faszienforscherinnen und -forscher, enger umrissen. So werden zum Fasziensystem alle Weichgewebeanteile des Bindegewebes gezählt, deren Form und Struktur in erster Linie durch vorherrschende Spannungslast (Seite 14) und nicht wie bei Knochen und Knorpel durch Kompressionslast (Druck) entsteht.

Es wird beim »ganzheitlich funktionellen« Definitionsansatz davon ausgegangen, dass sich das Fasziensystem aus einem dreidimensionalen Netzwerk von weichem, kollagenhaltigem, lockerem sowie dichtem und faserreichem Bindegewebe zusammensetzt, das den gesamten Körper durchdringt. Es umgibt alle Organe, Muskeln, Knochen und Nervenfasern, verleiht dem Körper eine funktionelle Struktur und bietet eine Umgebung, in der alle Körpersysteme interagieren können. Faszien sind somit kein passives, primär schützendes oder abgrenzendes Gewebe, sondern sind aktiv an Kraftübertragungen, Tiefenwahrnehmungen und Stoffwechselaktivitäten beteiligt.

Auf dieser Basis wurde das sog. »Biotensegrity«-Modell[2] (Seite 14) entwickelt, das ein neues Körperverständnis begründet:

- Das Körpersystem besteht aus stabilen sowie elastischen Elementen.
- Stabile Elemente berühren sich nicht.
- Stabile Elemente sind durch elastische Elemente miteinander verbunden.
- Elastische Elemente stehen unter Spannung.
- Elastische Elemente stellen eine Zugspannung im gesamten Körpersystem her.

Knochen sind hierbei stabile Elemente, während fasziale Strukturen (z. B. Sehnen, Bänder oder Sehnenplatten) und Muskeln – in Form von langen Muskel-Faszien-Ketten – als elastische Zugelemente fungieren. Somit agieren Knochen nicht nur als Lastenträger, sondern als Spannungsverteiler. Die Besonderheit dieses Spannungsnetzwerkes liegt darin, dass es in sich stabil ist. Es kann sich verformen und danach von selbst wieder in die Ausgangsposition zurückkehren.

Diese Eigenschaft erklärt, weshalb der Körper starke Belastungen ohne Verletzungen überstehen kann, ebenso, warum die Folgen einer Belastung (z. B. eines Sturzes) aufgrund myofaszialer Ketten zunächst an einem Schwachpunkt in einiger Entfernung von der körperlichen Region auftreten können, an der die Krafteinwirkung erfolgte. Diese Betrachtungsweise macht sich die Osteopathie zunutze: So werden Körperpartien behandelt, die nicht dem Ort der Beschwerden entsprechen. Ziel solcher Behandlungen ist, die Spannungsverhältnisse so auszugleichen, dass ein gleichmäßigerer Spannungszustand (Tonus) über die myofaszialen Zuglinien erzeugt wird.

Tensegrity – das Zugspannungssystem des menschlichen Körpers als unter Spannung stehendes, dreidimensionales Netzwerk, in dem die Knochen (im Bild kräftige grüne Striche) nur scheinbar frei schweben.

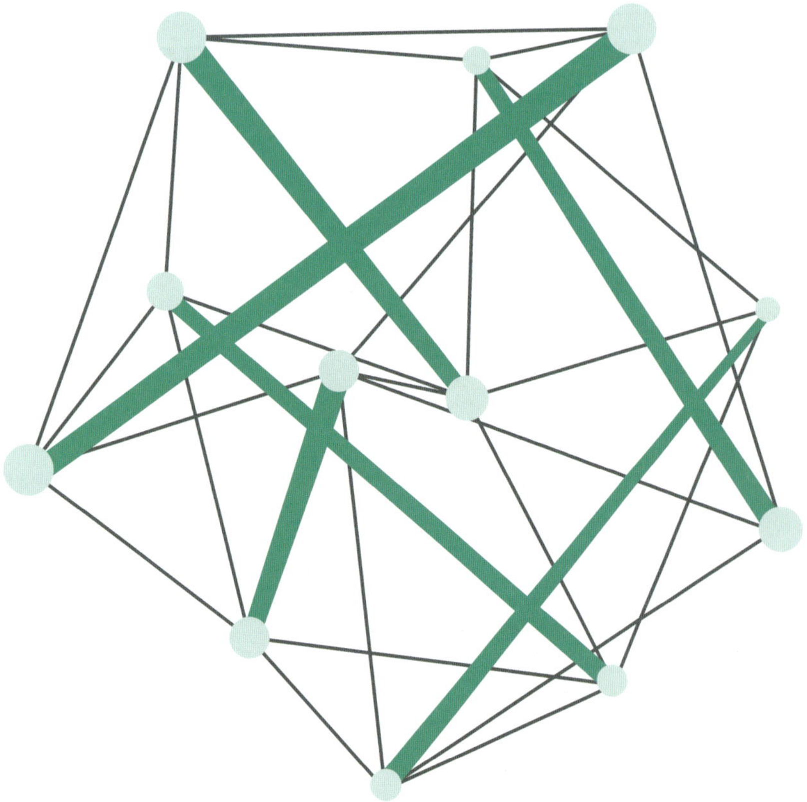

Das wohl bekannteste und meistzitierte myofasziale Konzept ist das myofasziale Leitbahnen-Modell von Myers[2], das dieser in jahrelanger Praxis als Therapeut entwickelte. Es unterscheidet 11 myofasziale Leitbahnen (»anatomy trains«), und zwar Spiral- und Laterallinien, oberflächliche Rücken- und Frontallinien, Armlinien, funktionelle Linien sowie die tiefen Frontallinien. In Anlehnung an dieses Modell wurde für die Entwicklung unseres Trainingssystems der Fokus auf fünf Leitbahnen gelegt: Spirallinien, Rückenlinien, Frontallinien, Laterallinien und Armlinien. Funktionelle Linien wurden hingegen nicht berücksichtigt, denn sie kommen eher sportartspezifisch zum Einsatz und sind somit für ein Trainingssystem für den Alltagsgebrauch weniger relevant.

Noch ein Wort zu den Frontallinien, denn diese sind für Vielsitzer von großer Bedeutung: Im Alltag sind die Frontallinien aufgrund der weit verbreiteten gebeugten Sitzhaltung ständig komprimiert, da der Rumpf nach vorne verlagert ist und sich so ein Rundrücken bildet. Dadurch entsteht ein Spannungsungleichgewicht zwischen Frontal- und Rückenlinien: Probleme im Nacken, in den Armen, im unteren Rücken sowie bei der Atmung können entstehen.

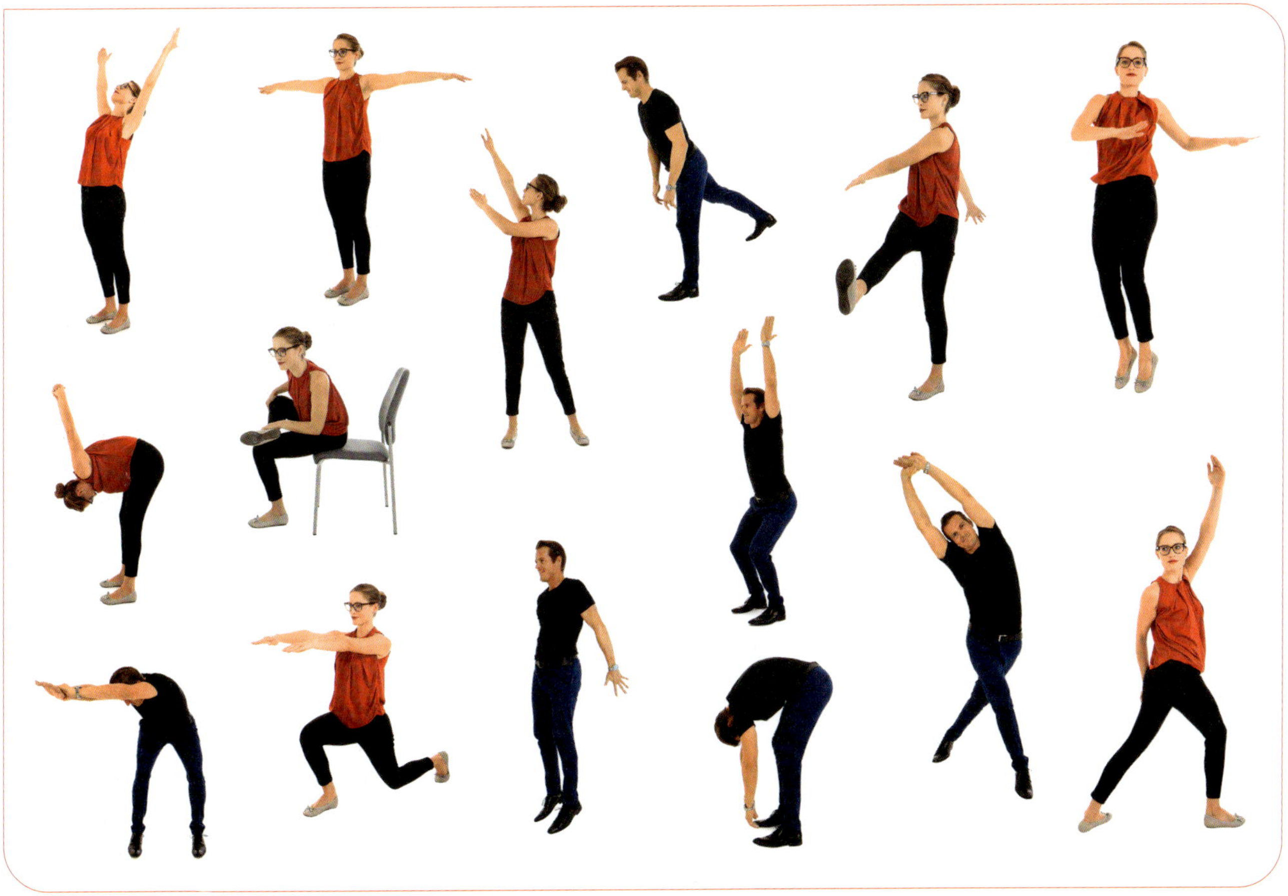

Wie Faszien aufgebaut sind

Faszien sind faszinierende und raffinierte Gebilde mit erstaunlichen Funktionen.

Das Fasziengewebe setzt sich aus Zellen und der extrazellulären Matrix (EZM) zusammen. Die EZM lässt sich wiederum in zwei Bestandteile unterteilen: nämlich in Grundsubstanz und Fasern. Die Zellen haben die Aufgabe, sich um die Produktion der Fasern sowie um den Aufbau und Erhalt der EZM zu kümmern. Die Grundsubstanz ist für die Verformbarkeit und Gleitfähigkeit des Fasziengewebes verantwortlich und die in ihr enthaltenen Fasern für die Kraftübertragung.

Die Zellen

Hierbei handelt es sich in erster Linie um Bindegewebszellen, hinzu kommen noch u. a. Nervenzellen, Fettzellen sowie Immunzellen. Die Zellen nehmen im gesamten Fasziengewebe weniger als fünf Prozent ein. Doch sie erledigen wichtige Aufgaben: die Produktion der Fasern sowie den Aufbau und Erhalt der EZM. Die Bindegewebszellen, auch Fibroblasten genannt, sind die Baumeister des Fasziennetzwerks und kommen am zahlreichsten vor. Mittels Zell-zu-Zell-Kontakten werden Informationen biochemisch ausgetauscht. Entsprechend spezifischer körperlicher Anforderungen und Anreize, wie z. B. Wundheilung oder Übersäuerung des Körpers, werden Bindegewebszellen zur Neubildung angeregt, die wiederum dafür sorgen, dass mehr Grundsubstanz, flüssigkeitsbindende Zucker-Eiweiß-Ketten und Fasern produziert werden.

Neueren Erkenntnissen zufolge können Bindegewebszellen auch durch Bewegungsreize stimuliert werden und dann biochemische Reaktionen auslösen. Bei solchen Bewegungsreizen kann es sich um Zug- oder Druckkräfte handeln, wie sie beispielsweise bei Dehnübungen oder manualtherapeutischen Akupressurtechniken vorkommen. Als Reaktion auf Dehnreize produzieren die Bindegewebszellen mehr Fasern im Gewebe, um reißfester zu werden. Bei Druckbelastungen wird mehr Grundsubstanz in Form von Flüssigkeit oder flüssigkeitsbindenden Zucker-Eiweiß-Ketten in der EZM hergestellt, die als Stoßdämpfer des Gewebes fungieren und so eine kompressionsdämpfende Funktion erfüllen. Neben dem Aufbau des kollagenen Netzwerkes sind Bindegewebszellen auch für dessen Abbau zuständig. Für das fasziale Bewegungstraining sind ebenso die Nervenzellen von Bedeutung, denn 80 Prozent der freien Nervenenden befinden sich im Bindegewebe. Diese sind zuständig für die Informationsverarbeitung und -weiterleitung von Signalen verschiedenster Bewegungssensoren und geben dem Körper Rückmeldung über dessen Haltung und zu Bewegungsabläufen.

Die extrazelluläre Matrix (EZM)

Die EZM besteht aus Grundsubstanz und Fasern. Sie ist im gesamten Körper vorhanden und füllt den Raum zwischen den einzelnen Zellen aus, indem sie diesen eine strukturelle Umgebung verleiht. Bei Bewegungs- und Kraftimpulsen sorgt die EZM für die Verteilung der Belastung auf das Gewebe. Entsprechend variiert in der EZM das Verhältnis zwischen Grundsubstanz und Faseranteil je nach Funktion und Ort des Gewebes im Körper.

Grundsubstanz: Sie kann als »fasziales Labor« aufgefasst werden, denn alle Funktionen des Bindegewebes, seien es Auf- oder Abbauprozesse, werden von hier gesteuert. Die Grundsubstanz gleicht einem Flüssigkeitsbad, in dem die Zellen und Fasern eingebettet sind. Den Zellen dient sie als Lebensraum, indem sie diese mit Wasser und Nährstoffen umspült; so ermöglicht sie den Stoffwechsel im Organismus. Quantität und Qualität der Grundsubstanz beeinflussen in erheblichem Maße Geschmeidigkeit und Verformbarkeit des Fasziengewebes. Ein Verlust an Wasser oder eine Übersäuerung können dafür sorgen, dass das Fasziengewebe weniger elastisch ist und somit die Verletzungsanfälligkeit steigt.

Die Grundsubstanz besteht vorwiegend aus diversen Zucker-Eiweiß-Verbindungen, nicht kollagenen Proteinen und Wasser. Die Zucker-Eiweiß-Verbindungen

Bestandteile des faszialen Systems im Überblick

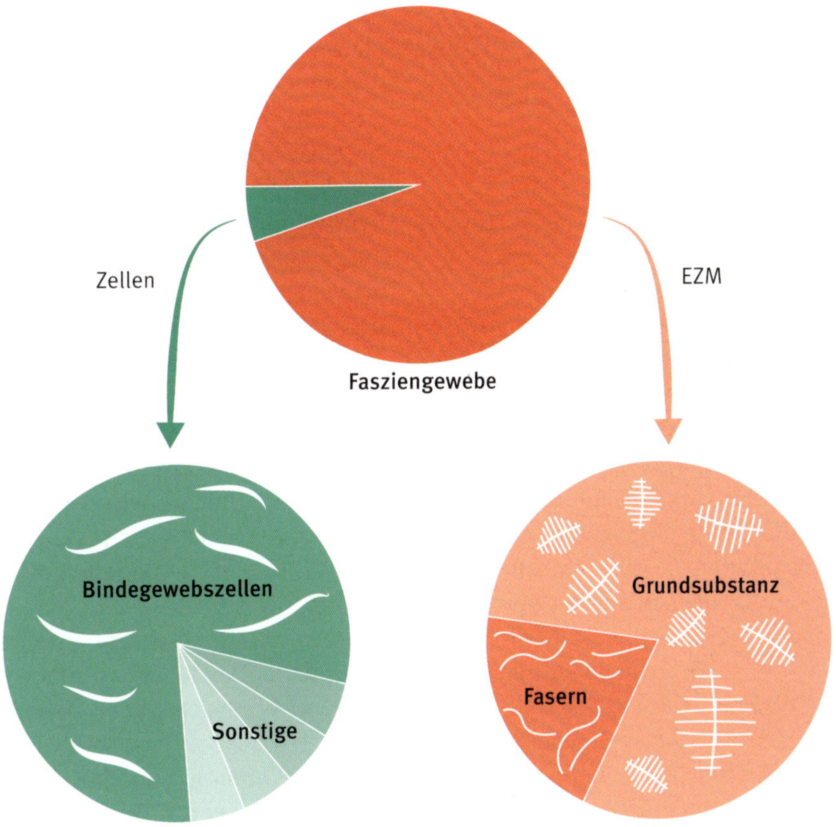

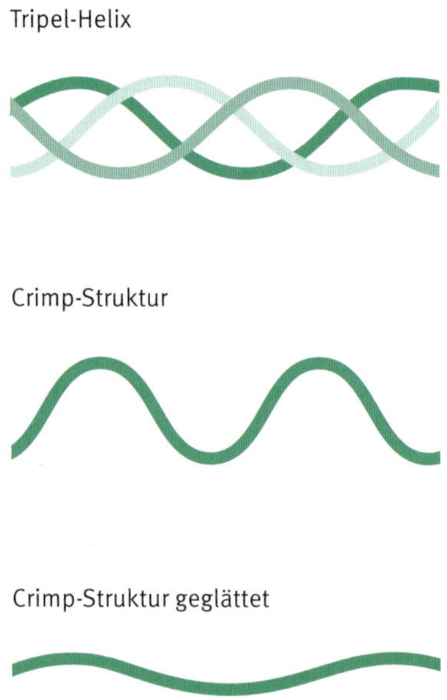

Kollagenstrukturen im menschlichen Körper

binden Wasser im Fasziengewebe, ähnlich wie Moos, das Wasser wie ein Schwamm aufnehmen und speichern kann, um »feucht« zu bleiben. Im Körper fungieren die Zucker-Eiweiß-Verbindungen – eine der bekanntesten ist Hyaluron – vor allem als »biologisches« Schmier- oder Gleitmittel, um die Beweglichkeit zu erhöhen. Außerdem agieren die Zucker-Eiweiß-Verbindungen als Puffersystem bei Belastungskräften (etwa durch Sprünge), zum Beispiel im Knorpel oder in der Bandscheibe. Schließlich stabilisieren sie das Bindegewebe und binden Fasern, Zellen und, wie bereits erwähnt, Wasser. Auf diese Weise verleihen sie dem Gewebe seine viskoelastische Eigenschaft, das bedeutet, das Gewebe kann nach eintretender Belastung in die Ursprungsform zurückkehren.

Fasern: Hier handelt es sich in erster Linie um Kollagen- und Elastinfasern. Sie sind für die Kraftübertragung des Fasziengewebes verantwortlich und unterscheiden sich je nach Körperstelle und funktioneller Beanspruchung in Form und Aufbau. Mit dem in diesem Buch vorgestellten Trainingssystem werden diese Strukturen gezielt angesprochen. Kollagenfasern weisen, wie in der Abbildung (links) deutlich wird, eine Tripelhelix-Struktur auf. Die Fasern sind mehrfach spiralig umeinandergedreht. Das macht sie sehr reiß- und zugfest – vergleichbar mit Drahtseilen. Mikroskopische Untersuchungen zeigen, dass kollagene Fasern im Ruhezustand leicht »gewellt« sind. Diese Wellung (Crimp genannt), erinnert an Sprungfedern und bietet den Fasern eine Reservelänge. Die Anfangselastizität schützt vor explosivartigen Belastungen. Stellen Sie sich Strecksprünge vor, bei denen die Kollagenfasern beim Abfedern des Sprunges zunächst in die Länge gezogen, damit geglättet werden (vgl. Abb.) und Bewegungsenergie speichern. Diese wird beim nächsten Sprung wieder freigesetzt, indem die Kollagenfasern beim Absprung wie bei einem Katapult zurückschnellen. Kollagenfasern können also Zugspannung aufnehmen, speichern und wieder abgeben. Allerdings können sie sich nur um etwa fünf Prozent dehnen. Wenn sie überdehnt werden (wie bei einer Bänderdehnung), verformen sie sich dauerhaft (Plastizität, Seite 20). Bei noch größerer Belastung können die Fasern reißen (Sprödigkeit, Seite 21), wie es bei Achillessehnen- oder Bänderrissen passiert.

Elastinfasern sind deutlich dünner und elastischer als Kollagenfasern. Sie befinden sich überwiegend in der Haut oder in den Gefäßen (hier bis zu 50 Prozent) und nur in geringen Anteilen in Sehnen und Bändern. Aufgrund ihrer elastischen Eigenschaft, vergleichbar mit einem Gummiband, können sie auf das Mehrfache ihrer Ausgangslänge gedehnt werden (100–150 Prozent) und sich in kürzester Zeit, sobald die Zugspannung wieder abnimmt, auf ihre Ursprungslänge verkürzen. Sie sind in Sehnen und Bändern mit Kollagenfasern verwoben und schützen durch ihre elastische Eigenschaft das Gewebe vor Verletzungen, beispielsweise vor Einrissen oder Überdehnungen.

Was Faszien können

Faszien besitzen unterschiedliche Eigenschaften, die durch unser Trainingssystem angeregt werden.

Viskosität: Sie kann vereinfacht als »Zähflüssigkeit« beschrieben werden. Ein Beispiel: Honig besitzt im Vergleich zu Wasser eine höhere Viskosität. Das bedeutet, er hat eine höhere innere Reibung und seine Fließeigenschaften hängen von der Temperatur ab. Wird Honig erhitzt, wird er dünnflüssiger.

Vergleichbares gilt für die Grundsubstanz als Bestandteil der extrazellulären Matrix (EZM, Seite 17). Auch bei der zähflüssigen, zuckerreichen Grundsubstanz variiert die Fließeigenschaft mit der Temperatur. Wenn wir uns bewegen oder mechanische Reize setzen – durch Dehnungen (also mechanische Zugspannungen), Dehnungs- und Mobilisationsübungen oder Druckreize (Akupressurtechniken bei manuellen Therapien) –, wird die Grundsubstanz flüssiger. Das verbessert die Gleitfähigkeit und Elastizität zwischen den einzelnen Faszienschichten.

Bewegen wir uns jedoch zu wenig, wird die Grundsubstanz dickflüssiger und kann kristallisieren, ähnlich wie Honig, der lange im Regal steht. Dies wirkt sich in Form von Bewegungseinschränkungen und einer gefühlten Steifigkeit aus. Aufgrund des geringen Wasseranteils in der Grundsubstanz werden die Fasern spröde, Reibung entsteht und schließlich werden die Faszien immer »poröser«. Infolgedessen steigt die Gefahr, dass diese Struk-

Honig als Beispiel für Viskosität

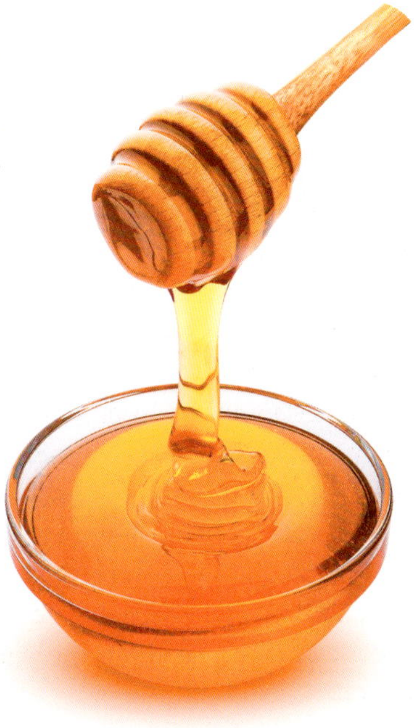

turen bei intensiven oder ungewohnten Bewegungen reißen.

Elastizität: Ein weiteres wichtiges Attribut des Fasziengewebes ist die Elastizität. Hier sind in erster Linie Sehnen zu nennen. Sie verformen sich unter äußerer Krafteinwirkung, speichern diese sogenannte kinetische Energie und schnalzen dann wie ein Gummiband beim Loslassen explosionsartig wieder in ihre Ausgangsform zurück. Dieser Vorgang wird auch als »Katapult-Effekt (Seite 29)« bezeichnet.

Gummibänder als Beispiel für Elastizität

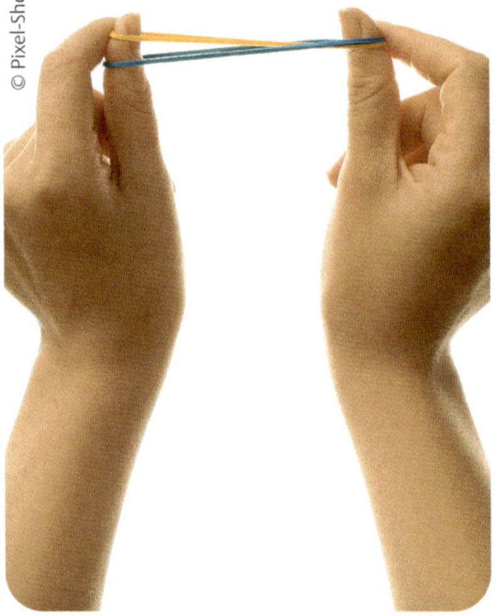

Viskoelastizität: Der Begriff setzt sich aus Viskosität und Elastizität zusammen, stellt demnach eine Mischform dar. Diese Eigenschaft kann am Beispiel von Fruchtgummi aufgezeigt werden. Dieser lässt sich durch äußere Kräfte, beispielsweise durch Zug, in seiner Länge verändern. Ebenso ist es bei Faszien. Entscheidend ist, wie lange die Verformung aufrechterhalten wird, ebenso spielen das Ausmaß der Verformung, also die Intensität der Dehnung, und auch die Steifigkeit des Gewebes eine wichtige Rolle. Das langsame »Wieder-Zusammenziehen« oder »Zurückkriechen« wird auch »Creeping-Effekt« genannt. Gesundes fasziales Gewebe kehrt nach einer Dehnung Stück für Stück in seine Ausgangsform zurück. Viskoelastische Formveränderungen dauern im Vergleich zu elastischen deutlich länger. Erforderlich sind sogenannte schmelzende Dehnungen von bis zu 5 Minuten. Damit können viskoelastische Effekte auf das fasziale Gewebe provoziert werden. Entsprechend lang müssten die in unserem Trainingssystem ausgewiesenen Dehnungsübungen gehalten werden.

Fruchtgummis als Beispiel für Viskoelastizität

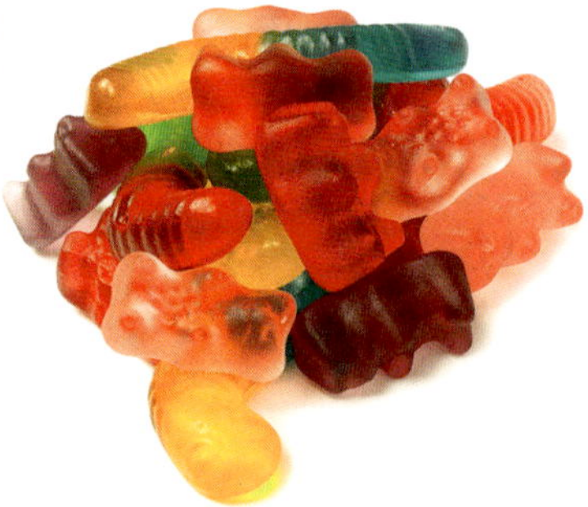

Plastizität: Plastizität bedeutet, dass sich ein Gewebe unter Druck oder Kraft dauerhaft verformt – so wie Frischhaltefolie nach einer Überdehnung nicht wieder in ihre ursprüngliche Form zurückkehrt. Bei Fasziengewebe ist hier eine Überdehnung faszialer Strukturen wie der Bänder gemeint. Dies geht meist mit einer strukturellen Veränderung einher, denn die Bänder, die für Stabilisierung und Belastbarkeit des Gelenkes und dessen Bewegungsumfang verantwortlich sind, können durch die Überstreckung und Deformierung ihre Aufgabe nicht mehr richtig erfüllen. Ein Gelenk ist nach einer starken Bänderdehnung instabiler und anfälliger gegenüber neuen Verletzungen.

Sprödigkeit: Sie gibt Auskunft darüber, wie lange und in welchem Maß sich ein Gewebe unter Krafteinwirkung elastisch verformen lässt, bevor es reißt oder zerbricht – wie ein Keks, der sich nur bis zu einem gewissen Grad biegen lässt. Dann bricht er abrupt. Bewegungsmangel, Ruhigstellungen (z. B. ein Gipsverband) und Verletzungen können dazu führen, dass fasziale Strukturen spröde werden. Meist ist ein Verlust der Grundsubstanz, also der Wasseranteile im Bindegewebe, dafür verantwortlich, wodurch sich die Reibung zwischen den Kollagenfasern erhöht. Darunter leidet dann die Verschiebbarkeit einzelner Faszienschichten, sie können sich nicht mehr gut gegeneinander und übereinander bewegen. Gleichzeitig sinkt die Belastbarkeit dieser Strukturen. Sie gleichen dann sprödem Reispergament und können bei Krafteinwirkungen, zum Beispiel beim Heben eines Gegenstandes, einreißen.

Wasserläufer als Beispiel für Kontraktilität

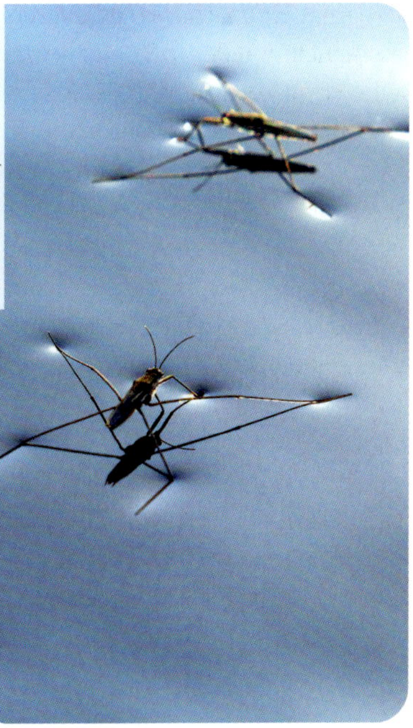

Kontraktilität: Die Fähigkeit, sich zusammenzuziehen, hat das fasziale Gewebe aufgrund besonderer Zellen. Ein Beispiel aus der Natur ist die Oberflächenspannung von Wasser: Eine Münze kann auf der Wasseroberfläche schweben und ein Wasserläufer kann dank dieser Spannung über das Wasser laufen. Diese Spannung entsteht durch die Anziehungskräfte zwischen den Wasserteilchen.

Bei den sogenannten kontraktilen Zellen (z. B. in der Unterschenkelfaszie, an der Fußsohle, in der Oberschenkelfaszie oder in der Rückenfaszie) handelt es sich größtenteils um Myofibroblasten. Sie stellen eine Mischform zwischen einer Bindegewebszelle, also einem Fibroblasten, und einer glatten Muskelzelle dar und werden als »Supermänner« der Bindegewebszellen bezeichnet. Sie reagieren auf »Befehl« mittels Botenstoffen. Wenn sich beispielsweise die chemische Zusammensetzung der Grundsubstanz aufgrund einer Verletzung verändert, produzieren die Myofibroblasten viermal so viel Kollagen wie normale Bindegewebszellen, um etwa die Wunde zu verschließen. Myofibroblasten können aber auch durch chronischen Stress aktiviert werden. Dies hat zur Folge, dass das auf Zugspannung abgestimmte Fasziensystem fester gespannt wird und Fehlspannungen entstehen.

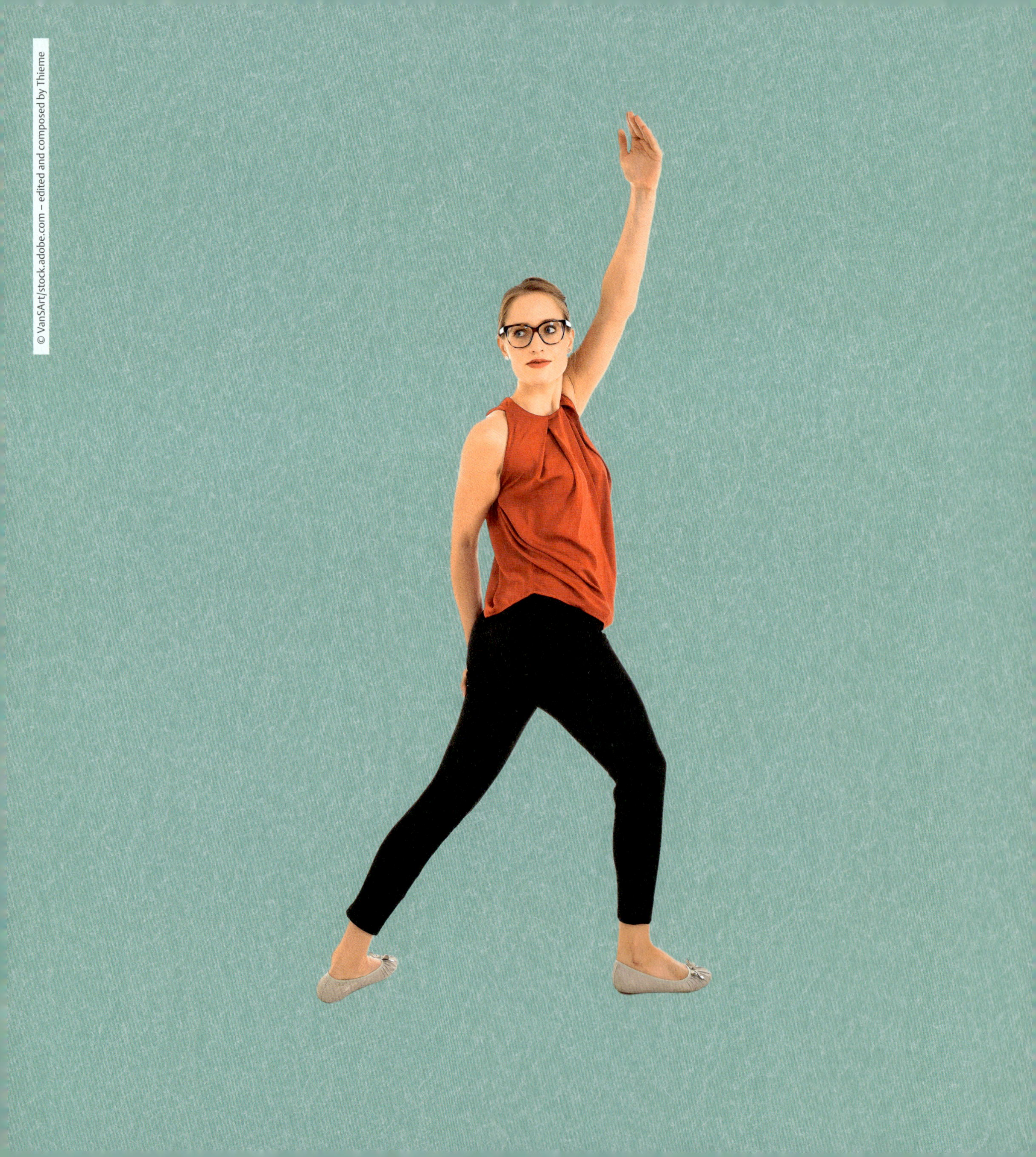

Tipps für richtiges Üben

Beim faszialen Üben sind einige Besonderheiten zu beachten. Diese zu verstehen und an einzelnen Übungen bewusst in Erfahrung zu bringen, steigert nicht nur Ihre Energie für solch ein Training, sondern auch dessen Effizienz.

Das Faszien-Trainingssystem im Überblick

Das Trainingssystem gründet auf Basisprogrammen, aus denen Kurzprogramme ebenso hervorgehen wie Trainingsvorschläge für verschiedene Indikationen.

Basisprogramme

Grundlage des Trainingssystems sind fünf Basisprogramme. Sie ermöglichen das gezielte Training von fünf verschiedenen langkettigen Faszienzuglinien. Jedes Basisprogramm beinhaltet neun Übungen. In den tabellarischen Übersichten zu den Basisprogrammen sind zu jeder Übung Zeitangaben zu deren Dauer angeführt. Alle Übungen sind auf 2 bis 4 Minuten konzipiert (wird eine Übung auf beiden Körperseiten ausgeführt, so teilt sich die Zeitvorgabe auf beide Seiten auf). Dies trägt dazu bei, dass

- fasziale und muskuläre Strukturen über das Training hinweg variabel belastet werden,
- motorisch, beispielsweise bezüglich Kraftschnelligkeit oder Ausdauer, gleichmäßig belastet wird,
- die Integration einzelner Übungen in den persönlichen Alltag erleichtert wird.

Der zeitliche Umfang der einzelnen Programme ist nahezu gleich und differiert von 21 bis 25 Minuten.

Kurzprogramme

Im Alltag schaffen Sie vielleicht nicht immer ein vollständiges Faszienprogramm. Aus diesen Gründen haben wir für Sie Kurzprogramme entwickelt, die aus den fünf Basisprogrammen hervorgehen und nur die Hälfte der Zeit beanspruchen, nämlich etwas mehr als 10 Minuten. Damit eignet sich das Training auch für spezifische Settings, etwa Bewegungspausen im Arbeitsalltag, zumal die Übungen stehend und zum Teil auch sitzend in Arbeitskleidung durchgeführt werden können. Aber auch zu Hause oder unterwegs sind die Kurzprogramme bei Zeitmangel problemlos umzusetzen.

Trainingserweiterungen

Weiterhin werden aus den fünf Basisprogrammen heraus Workouts für spezifische Indikationen vorgeschlagen. Sie können damit Ihr Training und Ihre Aufmerksamkeit auf bewegungseingeschränkte

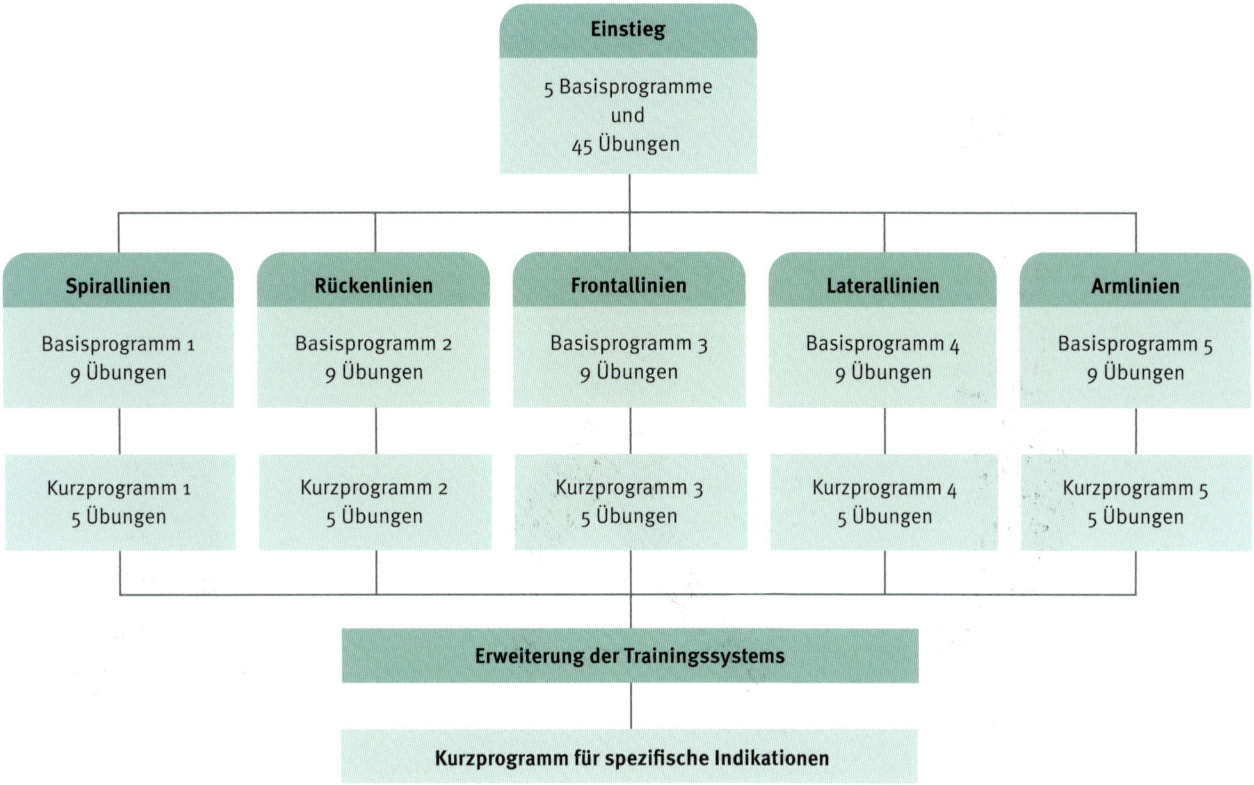

Das Faszien-Übungssystem im Überblick

und stressbelastete Körperteile und Muskelpartien und die dortigen Fehlspannungen des faszialen Zugsystems richten. Damit ist ein individuell angepasstes und besonders motivationsförderndes Training möglich. Unsere Trainingserweiterungen nach Indikationen finden Sie im Kapitel »Specials«.

Trainingsziele

In der Grundstruktur der Programme sind sechs Trainingsziele verankert, nämlich Wahrnehmung, Mobilisation, Fasziales Dehnen, Tonisieren, Federn & Schwingen sowie Focusing.

Wahrnehmung: Für eine ganzheitliche Bewegungsausführung mit entsprechender Dynamik ist mentale Vorbereitung nötig. Während des Übens sollten Sie sich auf den Augenblick fokussieren, um Konzentration und Ruhe zu finden. So wird Achtsamkeit möglich. Daher wird zu Beginn eines Programms ein spezifischer Zuglinien-Scan durchgeführt, der der sensorischen Wahrnehmung dient. Es wird bewusst in den Körper hineingespürt und die Aufmerksamkeit nach innen gelenkt, sodass momentan ablaufende Körpervorgänge ins Bewusstsein rücken. Das

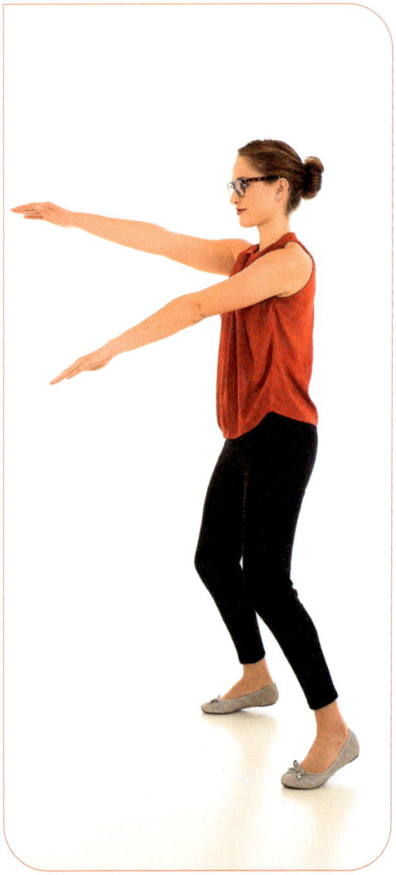

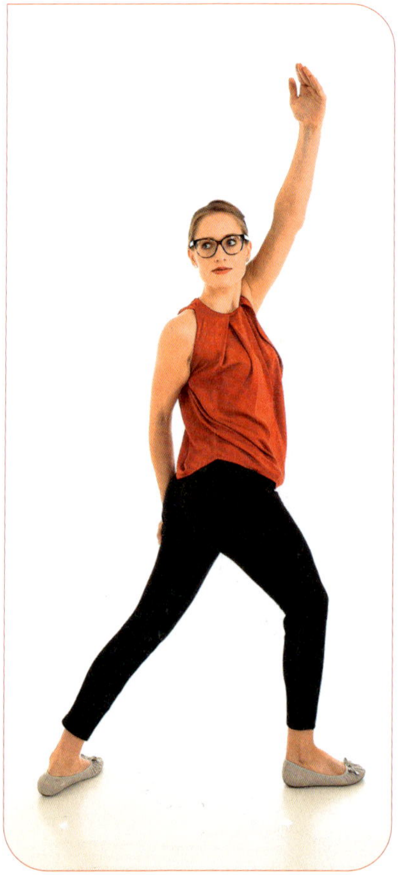

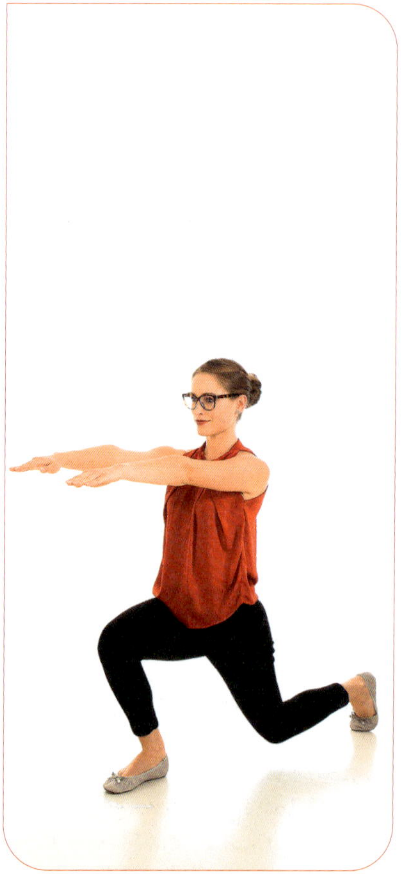

Typische Merkmale einer Übung aus dem Übungsfeld »Mobilisation«: Durch die Schulung koordinativer Fähigkeiten werden myofasziale Strukturen vielfältig aktiviert. Dies geht einher mit der Erwärmung der Muskulatur, der Aktivierung der Gelenkschmiere sowie der Anregung des Herz-Kreislauf-Systems. Übung: »Körper erfrischen«, Seite 85.

Typische Merkmale einer Übung aus dem Übungsfeld »Fasziales Dehnen«: Über viele Gelenke hinweg werden Dehnpositionen über mehrere Atemzüge eingenommen. Dann werden dynamische Wippbewegungen durchgeführt, um unterschiedliche fasziale Strukturen zu stimulieren. Übung: »Körper aufdrehen«, Seite 55.

Typische Merkmale einer Übung aus dem Übungsfeld »Tonisieren«: Myofasziale Ketten werden gezielt über mehrere Gelenke hinweg unter intensive muskuläre Spannung gesetzt, um deren Zusammenspiel zu verbessern. Dadurch werden fasziale Strukturen aktiviert, die die Muskeln in ihrer Kraftleistung unterstützen. Übung: »Wechselsprünge durchführen«, Seite 88.

Außen wird ausgeblendet, der Geist beruhigt sich, Spannungszustände werden reguliert und die Verbindung zwischen Körper und Psyche intensiviert.

Mobilisation: Zur Vorbereitung des Körpers auf die faszialen Hauptübungen werden jedem Faszienprogramm zwei Übungen vorangestellt, um das Herz-Kreislauf-System zu aktivieren, die Muskulatur zu erwärmen und die Gelenke zu mobilisieren. Damit werden myofasziale Strukturen für die folgenden dynamischen Übungen aktiviert und es wird Verletzungen vorgebeugt. Ziel ist, die Grundsubstanz des Bindegewebes, die im Ruhezustand zähflüssig ist, durch körperliche Bewegungsimpulse, d.h. Energie in Form von Wärmezufuhr, zu verflüssigen. So wird ein »Gel-Sol-Zustand« hervorgerufen, vergleichbar mit einem Softeis, das in die Sonne gestellt wird. Diese Aggregatszustandsveränderung von zähflüssig zu flüssig sorgt für eine bessere Verschiebbarkeit der Bindegewebsschichten gegeneinander und wird als Thixotropie bezeichnet. Gleichzeitig soll durch die Mobilisationsübung die Schmierung der Gelenke mit Synovialflüssigkeit verbessert werden.

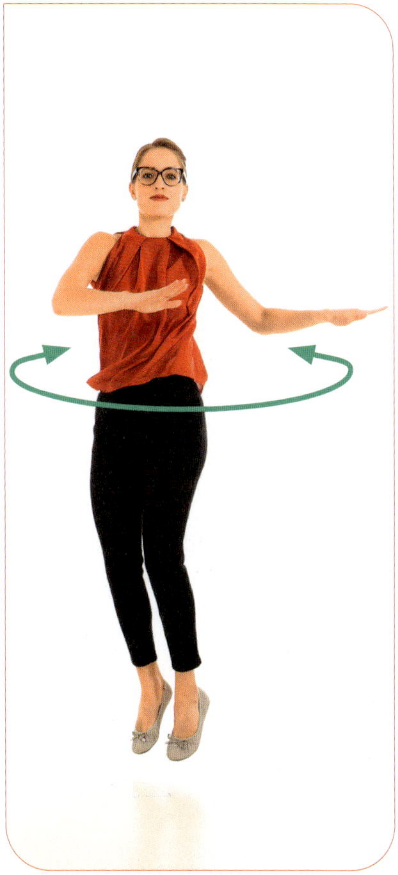

Typische Merkmale einer Übung aus dem Übungsfeld »Federn & Schwingen« – Fokus Federn: Beim Federn werden vor allem fasziale Strukturen, wie z. B. Sehnen, in eine leichte Vorspannung versetzt. Aus der Vorspannung heraus kann der Körper die erzeugte Energie katapultartig entladen. Übung: »Beine twisten«, Seite 57.

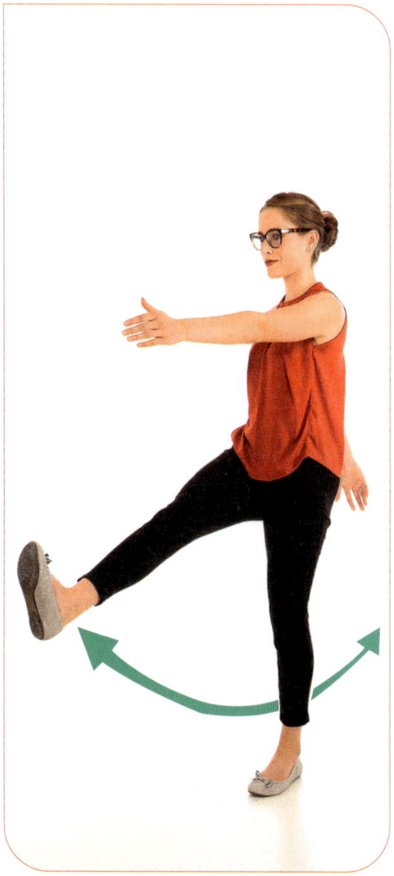

Typische Merkmale einer Übung aus dem Übungsfeld »Federn & Schwingen« – Fokus Schwingen: Schwingbewegungen können über die Muskulatur oder fasziale Elemente erfolgen. Arme und Beine werden so in Schwingung versetzt, dass sie der Schwerkraft folgen. Gelenke werden dabei mobilisiert und vermehrt Gelenkflüssigkeit gebildet. Übung: »Beine pendeln & kicken«, Seite 53.

Fasziales Dehnen: Bindegewebszellen können durch Dehntechniken unterschiedliche Prozesse in verschiedenen Bindegewebstypen in Gang setzen. So werden beispielsweise Signalmoleküle produziert, die den Parasympathikus, den Teil unseres autonomen Nervensystems, der für Ruhe und Erholung verantwortlich ist, anregen und schließlich eine Entspannung des Gewebes hervorrufen. Dabei spielen die Golgi-Rezeptoren, die an den Muskel-Sehnen-Übergängen vorzufinden sind, eine wichtige Rolle. Denn sie senden die tonussenkende Information zum Hypothalamus, dem Hirnbereich, der wiederum den Parasympathikus steuert. Deshalb wird in diesem Trainingssystem das fasziale Spannungsnetzwerk über möglichst viele Gelenke hinweg unter Zugspannung gesetzt.

In den finalen Dehnpositionen werden zusätzlich dynamisch-wippende Bewegungen durchgeführt. Durch diese Dehnungen an Muskel-Sehnen-Übergängen werden Rückkopplungen ausgelöst, die die Gleitfähigkeit und Elastizität des Fasziengewebes verbessern. Außerdem werden die Fasern gemäß ihrer Faserausrichtung stimuliert. Damit können Verklebungen zwischen den einzelnen intramuskulären Schichten gelöst und eine Erweiterung der Gelenkamplitude erreicht werden.

Tonisieren: Tonisierende Übungen wirken kräftigend. Gezielt werden myofasziale Ketten unter intensive muskuläre Spannung gesetzt. Ziel ist, das Zusammenspiel der einzelnen Kettenelemente zu verbessern – ein Prinzip, das aus Functional-Training-Konzepten bekannt ist. Dadurch können diese faszialen Strukturen Spannung aufbauen. Durch diese zusätzliche Energie werden Muskeln in ihrer Kraftleistung unterstützt.

Federn und Schwingen: Kennzeichnend für faszial ausgeführte Übungsformen ist eine erhöhte Dynamik, die überwiegend durch federnde und schwingende Bewegungselemente erzeugt wird. Bei der Übungsumsetzung ist folgende Differenzierung wichtig:

Beim Federn – oder auch beim Springen und Hüpfen – werden in erster Linie Sehnen in eine Vorspannung versetzt, die der Körper katapultartig entladen kann. Die Muskeln erzeugen allenfalls eine Kontraktion, mit der die Sehnen unter Spannung gesetzt werden. Hier reichen schon wenige Millimeter oder Zentimeter aus, um eine deutlich höhere Zugspannung auf die faszialen Strukturen zu erzeugen. Dies ist vergleichbar mit einem Gummiband, das man unter leichte Vorspannung bringt und dann schnalzen lässt. Beim Schwingen der Arme oder Beine hingegen kann die Ansteuerung muskulärer oder nicht muskulärer Art sein. Ziel ist hier, dass Arme und Beine der Schwerkraft folgen, wodurch auch die Gelenke mobilisiert werden und vermehrt Gelenkflüssigkeit gebildet wird.

Focusing: Die Nachbereitung dient nochmals der Achtsamkeitsschulung. Der Fokus wird explizit auf die inneren Prozesse gelenkt. Ziel ist es, den wohltuenden Wirkungen der vorangegangenen Übungen bewusst nachzuspüren. Fragen wie »Konnten Sie einen Unterschied zwischen der gekrümmten und der aufgerichteten Haltung feststellen?« koppeln physische mit psychischen Prozessen, fördern die Achtsamkeit und tragen dazu bei, Programme und Übungen in der Trainingsfolge immer bewusster durchzuführen. Des Weiteren dient das bewusste Nachspüren der Bewegungsoptimierung, indem die Vorstellung geschult wird, wie die Übung bei der nächsten Durchführung fließender ausgeführt werden kann. Die entschleunigten Übungen zum sensorischen Wahrnehmen und zur Schulung der Achtsamkeit bilden eine Klammer um das Programm und sorgen für den entspannenden und achtsamkeitsförderlichen Rahmen der Programme.

Fasziale Übungsprinzipien

Wenn Sie sich an einige zentrale Übungsprinzipien halten, wird ihr Training umso effektiver sein.

Beim faszialen Üben gibt es Prinzipien, die die Wirkungen des Trainings verstärken. Diese beschreiben wir für Sie und geben Ihnen geeignete Übungen an die Hand, damit Sie gezielt diese Techniken körperlich erfahren können. Das hilft Ihnen bei der Durchführung der Faszienprogramme.

Kippschalter-Prinzip

Denken Sie an einen »Dreh-Dimmer«, einen Lichtschalter, bei dem durch Drehen unterschiedlich intensives Licht erzeugt werden kann. Schon eine kleine Drehung sorgt für einen Lichteffekt. Je mehr aufgedreht wird, desto intensiver wird das Licht. Auf das Muskeltraining übersetzt bedeutet dies, dass muskuläre Effekte bereits bei geringer Belastungsintensität erzielt werden können und dass sich mit zunehmender Intensität auch entsprechend größere Effekte einstellen.

Im Gegensatz zum Muskeltraining funktioniert Faszientraining aber nach dem »Kippschalter-Prinzip«: An oder aus, es bleibt dunkel oder es wird hell. Auf das Training übertragen bedeutet dies, dass dieses erst dann wirkt, wenn eine Reizschwelle überschritten, also der Schalter umgelegt wird.

Sehnen benötigen Reizschwellen von etwa 70 Prozent ihrer maximalen Kraftleistung, beim intramuskulären Bindegewebe (Epi-, Peri- und Endomysium) reichen schon 30 bis 40 Prozent aus.

Katapult-Effekt

Um in erster Linie Sehnen zu stimulieren – zum Teil profitiert auch das intramuskuläre Bindegewebe

Fasziale Prinzipien

- Kippschalter-Prinzip
- Katapult-Effekt
- Gegenbewegung
- Ninja-Prinzip
- Multidirektionalität
- Bewegungsweite
- Mini-Federungen

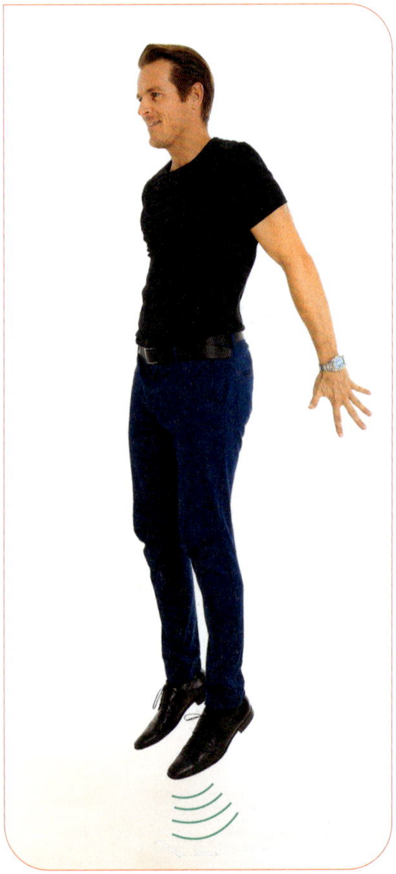

Katapult-Effekt: Kurze Kontaktzeiten der Füße am Boden, um die Sehnen durch den Effekt einer elastischen Rückfederung zu aktivieren. Übung: »Beine wippen«, Seite 69.

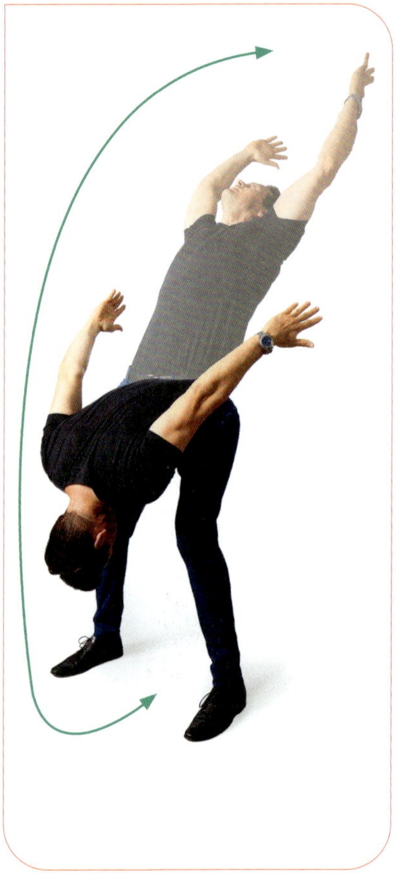

Gegenbewegung: Einatmend vollständig strecken …
… ausatmend nach unten schwingen. Übung: »Oberkörper pendeln«, Seite 74.

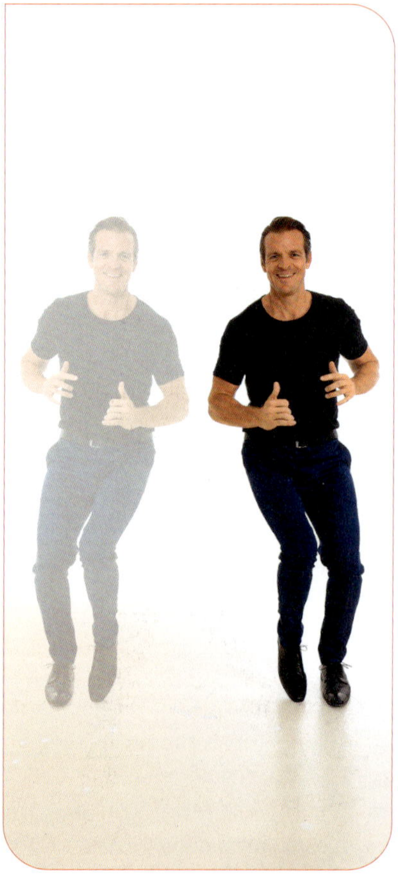

Ninja-Prinzip: Bei der Landung jeweils von den Fußballen abfedern, dann wieder zur Gegenseite springen. Übung: »Körpergewicht verlagern«, Seite 105.

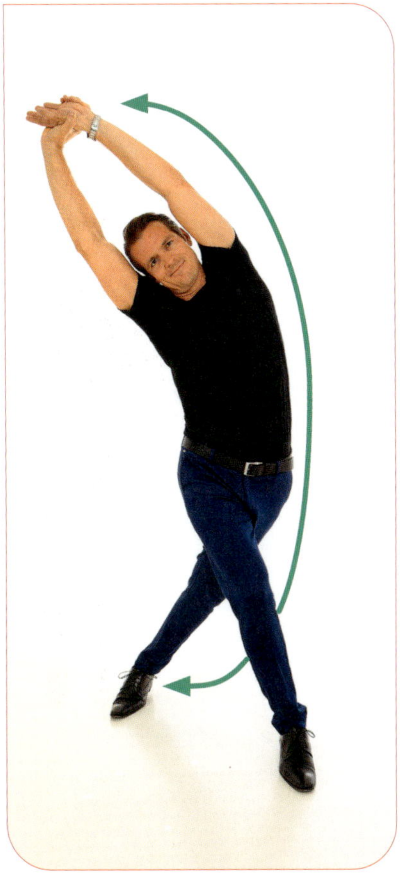

Multidirektionalität: Durch sanften Zug am Handgelenk die Dehnung der Laterallinien verstärken. Übung: »Flanken lang machen«, Seite 103.

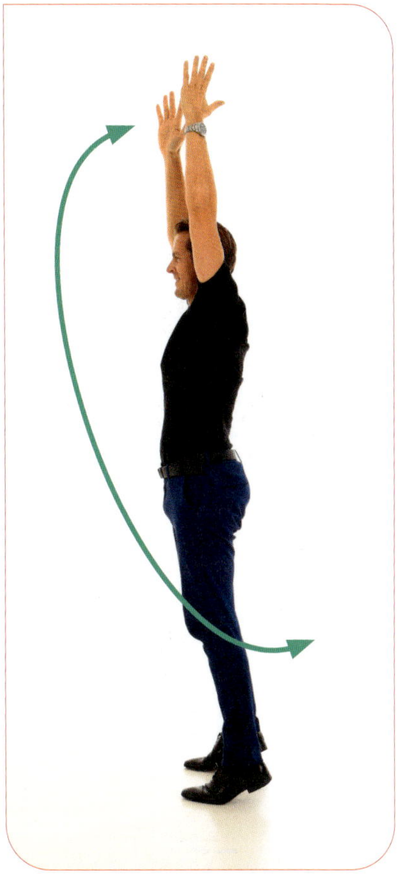

Bewegungsweite: Die Arme in die vollständige Streckung schwingen und dynamisch mit den Knien mitfedern. Übung: »Körper schwingen«, Seite 68.

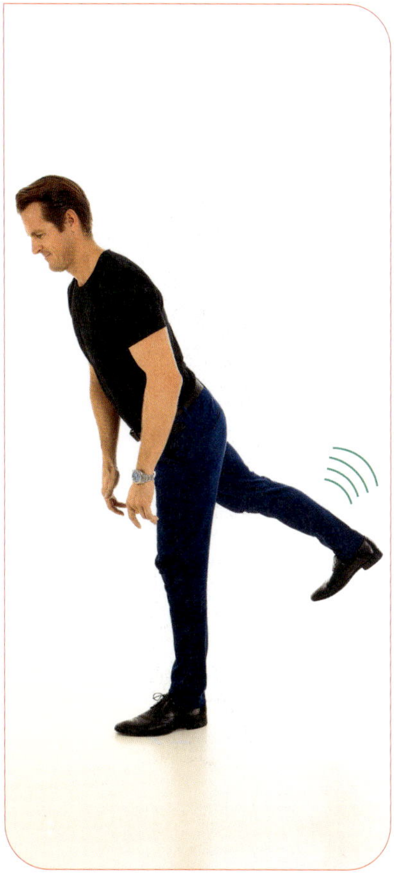

Mini-Federungen: Mit dem Bein möglichst dynamisch nach hinten-oben wippen. Übung: »Beinrückseite aktivieren«, Seite 73.

davon –, können »plyometrische« Trainingsformen eingesetzt werden. Gemeint ist ein »reaktiv-exzentrisches« Training mit dynamischen und explosivartigen Bewegungen, bei dem die elastische Rückfederung faszialer Strukturen aktiviert wird. In der Trainingslehre[3] wird hier vom sogenannten Dehnungs-Verkürzungs-Zyklus (DVZ) oder Katapult-Effekt gesprochen. Typische Trainingsformen sind diverse Sprungarten. Neben der Erhöhung der Sehnensteifigkeit werden bei solch einem Training auch die Gelenke stabilisiert sowie Schnelligkeits-, Reaktiv- und Schnellkraftfähigkeiten beansprucht[3].

In unserem Bildbeispiel (Seite 30) sehen Sie typische Merkmale einer nach dem Kippschalter-Prinzip ausgerichteten Übung bei gleichzeitigem Katapult-Effekt mit Fokus Beine: Das Sprungtraining erfolgt dynamisch und explosiv, denn in hohem Tempo werden Auf- und Abbewegungen durchgeführt.

Gegenbewegung

Im Unterschied zum Katapult-Effekt wird hier aktiv und bewusst eine Vorspannung erzeugt, die durchaus entschleunigt erfolgen kann. Die darauffolgende Gegenbewegung wird dann explosivartig ausgeführt. Ein anschauliches Beispiel liefert beim Bogenschießen die Bogenspannung, bevor der Pfeil abgeschossen wird. Übertragen auf das Faszientraining wird die in den Faszien gespeicherte Energie dabei durch eine passive Rückfederung dynamisch freigesetzt. Entscheidend ist, dass dieser Bewegungsablauf nicht mit muskulärem Kraftaufwand bewältigt wird, sondern durch das dynamische Rückfedern der Faszien.

In unserem Beispiel (Seite 30) sehen Sie typische Merkmale einer nach dem Prinzip der Gegenbewegung ausgerichteten Übung – dies bei gleichzeitigem Katapult-Effekt: Aus der Vorspannung heraus erfolgt eine explosive Gegenbewegung möglichst ohne muskulären Kraftaufwand.

Ninja-Prinzip

Dieses Prinzip kommt beim Springen und Hüpfen zum Einsatz. Hier geht es um möglichst samtig-geschmeidige Bewegungsabläufe, die nahezu geräuschlos erfolgen sollen. Ob eher muskulär und laut oder eher faszial und leise trainiert wird, ist leicht zu hören.

In unserem Bildbeispiel (Seite 30) sehen Sie typische Merkmale einer Bewegung nach dem Ninja-Prinzip: Springen und Hüpfen mit möglichst wenig Geräuschen bei den Bodenkontakten.

Multidirektionalität

Bei diesem Prinzip werden die Bewegungen innerhalb einer Übung in unterschiedliche Winkelrichtungen umgesetzt. Fasziale Strukturen wie Sehnen, Bänder, Kapseln oder auch Muskelhüllen empfangen dann vielfältige Reize über ihre Bewegungsrezeptoren, mit denen die funktionelle Anordnung des Fasziennetzwerkes erhalten bzw. wiederhergestellt werden kann. So werden mit nachhaltigem Training »verbackene« und »verfilzte« Strukturen reduziert und aufgelöst.

In unserem Beispiel (Seite 31) sehen Sie typische Merkmale einer multidirektionalen Übung: Über unterschiedliche Winkelrichtungen werden vielfältige fasziale Strukturen und deren Rezeptoren angesprochen. Dadurch können Faszienstrukturen (re-)vitalisiert werden.

Bewegungsweite

Ein weiteres methodisches Prinzip, das insbesondere für Übungsfortgeschrittene gilt, ist das Ausschöpfen der vollständigen Bewegungsweite – auch »Full-Range-of-Motion«-Prinzip genannt. Besonders endgradige Bewegungen, also die Ausnutzung des individuellen Bewegungspotenzials, mobilisieren zusätzlich die Gelenke und wirken

Bewegungseinschränkungen entgegen. Zudem werden viele myofasziale Strukturen über mehrere Gelenke aktiviert, da, wie bereits beschrieben, das Zugspannungssystem über verschiedene anatomische »Stationen« aufgebaut ist und dementsprechend wirkt.

In unserem Beispiel (Seite 31) sehen Sie typische Merkmale einer Übung mit vollständiger Bewegungsweite: Das Ausschöpfen des vollständigen Bewegungsumfangs führt dazu, dass endgradige Bewegungen die Gelenke mobilisieren und zusätzlich Bewegungseinschränkungen entgegengewirkt wird.

Mini-Federungen

Kleine Wippbewegungen oder Mini-Bounces werden in der maximalen Endposition beim faszialen Dehnen oder Tonisieren durchgeführt. Sie basieren auf den Grundsätzen des »Dynamischen Dehnens«. Ziel dieses Bewegungsimpulses ist, die Nervenendigungen in den faszialen Strukturen zu stimulieren. Zugleich verbessern diese als »Weckimpuls« die Versorgungslage des Gewebes. Denn zum Beispiel findet bei statisch gehaltenen (Dehn-)Positionen druckbedingt bereits nach kurzer Zeit, etwa nach 10 Sekunden, ein Verschluss der Muskelkapillaren und dementsprechend eine »temporäre« Unterversorgung statt. Mini-Federungen wirken hier entgegen. Sie sind jedoch zum einen kontrolliert rhythmisch auszuführen, zum anderen sollen sie mehr organisch aus dem Gewebe heraus entstehen, also weniger willentlich bewusst angesteuert werden. Es geht dabei um ein »forschendes« Hineintasten, weniger um ein kräftiges »Bouncen«.

Die Mini-Federungen müssen allerdings schnell genug erfolgen, damit eine elastische Rückfederung der faszialen Strukturen gewährleistet ist (Katapult-Effekt in »Miniatur«). Die individuelle Beweglichkeitsgrenze ist dabei zu beachten. Das Ziel besteht darin, mit steigender Übungshäufigkeit die Bewegungsamplitude zu erweitern und gleichzeitig die Bewegungsfrequenz zu erhöhen. Denn dadurch werden nicht nur die parallelen faszialen Anteile wie Sehnen, sondern auch die intramuskulären Bindegewebshüllen aktiviert[4].

In unserem Beispiel (Seite 31) sehen Sie typische Merkmale einer Übung mit Mini-Federungen: Kleine Wippbewegungen in möglichst endgradigen Positionen beim faszialen Dehnen oder Tonisieren regen die Bindegewebszellen an, den Stoffwechsel zu aktivieren. Zugleich werden Nervenendigungen in den faszialen Strukturen stimuliert.

Tipps zum Training

Für Ihr Training haben wir Ihnen einige allgemeine Trainingsprinzipien zusammengestellt.

Zeitvorgaben: Die fünf Basisprogramme nehmen etwas mehr als 20 Minuten in Anspruch. Wir empfehlen Ihnen, sich zu Beginn des Trainings an unseren Zeitangaben zu orientieren. Mit der Zeit können Sie dann Übungen, die für Sie besonders wohltuend sind, ausdehnen und bei Bedarf die Wiederholungszahl entsprechend anpassen. Es gibt sicherlich auch Tage, an denen Sie sich matt oder gar erschöpft fühlen. Dann sollten Sie die von uns angegebenen Zeiten ignorieren und den Trainingsumfang Ihrem Tagesempfinden entsprechend reduzieren. Zögern Sie nicht, von unseren Zeitangaben abzuweichen, wenn Sie klare Signale von Ihrem Körper erhalten oder Ihnen Ihr Kopf anderes signalisiert. Kein Tag ist dem anderen gleich.

Körperscan: Die Übungen führen mit zunehmendem Training dazu, die jeweilige Körperregion als Bild im Kopf visualisieren zu können und damit im Alltag schnell zu wissen, was dem Körper gerade guttut. Spüren Sie deshalb vor dem Üben in sich hinein und beachten Sie Signale, die Sie aus der Selbstbeobachtung gewinnen.

Atemfluss: Bewusstes, ruhiges Atmen bildet eine Grundlage des Übens, denn es erleichtert das konzentrierte Einfinden in die Übungen und die Aufrechterhaltung einer hohen Konzentration über ein Programm hinweg. Deshalb ist in unseren Programmen die Atmung gezielt in die Übungen integriert. Sie steht im Einklang mit der Bewegung, somit ergibt sich ein individuelles Atemtempo. So können Sie sich vertieft auf Vorgänge im Inneren des Körpers konzentrieren, was wiederum die Voraussetzung für ein differenziertes Erspüren und Wahrnehmen der Körpervorgänge auch bei dynamischen Bewegungsausführungen ist. Nicht zuletzt beeinflusst eine bewusste Atmung das vegetative Nervensystem positiv: Sie wirkt nicht nur beruhigend, sondern kann auch den Körper in die richtige Balance bringen und Vitalfunktionen wie Verdauung, Stoffwechsel oder Herzschlag anregen.

Rhythmus: Achten Sie darauf, die Übungen und Übungsabfolgen bei entsprechender Anleitung dynamisch im Fluss auszuführen. Entschleunigen Sie falls notwendig. Sie verinnerlichen mit der Zeit von selbst, worauf es bei den einzelnen Übungen ankommt. Dann können Sie selbstverständlich jederzeit beschleunigen. Denn Faszientraining benötigt eine gewisse Reizstärke, damit Strukturen wie zum Beispiel Sehnen angesprochen werden.

Reflexion: Vor allem zu Beginn des Trainings erleichtert Ihnen ein Innehalten zwischen den Übungen, sich selbst Fragen zu beantworten: Läuft die Ausführung der Bewegung »rund«? Ist der Spielraum in der Bewegung eingeengt? Ist die Übung unangenehm? Haben Sie Beschwerden oder gar Schmerzen während der Bewegung? Wo genau tut eine Bewegung besonders gut? Wenn Sie bedacht üben, verstärkt dies die Konzentration auf sich selbst. Denn erst das aufmerksame, spürende und sensorisch wahrnehmende Üben verleiht dem Training seine Wirkung, indem der Geist ruhig und das Bewusstsein hellwach wird. Die Übungen fordern und fördern deshalb ein hohes Maß an mentaler und körperlicher Präsenz. Gleichzeitig entwickelt sich Ihre Wahrnehmung für deren Wirkungen. Dies hilft Ihnen, Faszienübungen als Körper-Achtsamkeitspraxis in Ihren Alltag zu integrieren.

Trainingsintensität: Schöpfen Sie bei den Bewegungen Ihren individuellen Bewegungsspielraum aus, indem Sie die Prinzipien der Bewegungsweite (Seite 32) und Multidirektionalität (Seite 32) beachten. Steigern Sie die Belastung bedacht. Gehen Sie nicht über Ihre Grenzen hinaus. So wirkt beispielsweise beim Federn und Springen das 6–7-Fache Ihres Körpergewichtes auf Ihre Gelenkstrukturen. Falls diese in einem gesunden und vitalen Zustand sind, können Überbelastungen in der Regel ausgeschlossen werden. Lassen Sie sich und Ihrem Körper ein wenig Zeit, um sich an die neuen Herausforderungen zu gewöhnen. Lassen Sie Übungen aus, wenn sie Ihnen nicht guttun, wenn Ihnen dabei unwohl ist oder Sie Schmerzen haben. Bitte lesen Sie hierzu auch unsere Hinweise zu Trainingseinschränkungen.

Trainingsfläche: Achten Sie in jedem Fall auf eine ausreichend große Trainingsfläche, da die dynamischen Übungen in mehrere Richtungen ausgeführt werden.

Alleine üben: Die Konzentration nach innen gelingt besser, wenn Sie Programme und Übungen zunächst in einer für Sie angenehmen Umgebung allein durchführen, auch wenn es vielleicht in einer Bürogruppe oder im Freundeskreis anfangs mehr Spaß macht. Zu Beginn und gegen Ende des Trainingsprogramms empfiehlt es sich auch, die Augen zu schließen. So können Sie die myofaszialen Zuglinien besser verinnerlichen und körperinnere Prozesse intensiver wahrnehmen.

Kleidung: Generell sollten Sie beim Üben keine beengende Kleidung tragen – vor allem dürfen Bauch und Leistengegend nicht eingeschnürt sein. Auch ein enger Gürtel beeinträchtigt. Bei Frauen können zu kurze oder lange Kleider bei Spring- oder Schwungübungen stören.

Essen vor dem Training: Das Faszientraining ist meist dynamisch ausgelegt. Daher sollten Sie keinesfalls mit vollem Magen trainieren. Gegen ein Training nach Zwischenmahlzeiten spricht nichts, wenn Sie sich dabei wohl fühlen. Sie werden aber merken, dass ein leerer Magen die Praxis erleichtert, indem Sie sich schneller in Achtsamkeitsprozesse einfinden und auch die körperlichen Übungen leichter fallen. Andererseits sollten Sie es vermeiden, mit einem knurrenden Magen in die Übungen zu starten.

Trainingseinschränkungen

Unter Trainingseinschränkungen sind Kontraindikationen zu verstehen, also Gegenanzeigen für die Durchführung eines Faszientrainings.

Wir unterscheiden zwischen relativen Kontraindikationen, die ein Faszientraining in eingeschränkter Form ermöglichen, und absoluten Kontraindikationen, die solch ein Training verbieten. Grundsätzliche Überlegungen zu Trainingseinschränkungen finden Sie in der Infobox.

Wirft man einen Blick auf die im Internet vorfindbaren Angebote für Faszien-Kurse und die dort aufgeführten Kontraindikationen, fällt auf, dass hier offenbar häufig unreflektiert voneinander abgeschrieben wird. Anders ist nicht zu erklären, dass Listen mit Kontraindikationen wortwörtlich übereinstimmen. Urheber und Nachahmer sind nicht unterscheidbar. Auf diese Weise werden auch fragwürdige Kontraindikationen auf weit gefasste Kontraindikationslisten im großen Stil verbreitet.

Der Ausschluss von einem Faszientraining bei einer Schwangerschaft ist solch ein Beispiel. Selbsterklärend ist, dass auf intensive Sprungübungen vor allem in der späten Schwangerschaftsphase zu verzichten ist, denn dadurch könnte im Extremfall die Geburt vorzeitig eingeleitet werden. Andererseits ist ein behutsam durchgeführtes Faszientraining mit geringen Anspannungsintensitäten, wie das beispielsweise bei unserem Armlinien-Programm der Fall ist, auf jeden Fall umsetzbar. Denn Faszientraining kann während der Schwangerschaft positive Impulse zu den dabei auftretenden Problemen geben: So verändert sich durch eine Schwangerschaft der Körperschwerpunkt einer Frau, was das gesamte myofasziale Zugsystem aus der Balance bringen kann. Darüber hinaus reduziert sich im Laufe der Schwangerschaft zum Beispiel die Zugkraft der Bänder aufgrund hormoneller Einflüsse. Auch in den Faszienschichten der unteren Extremitäten finden Veränderungen statt. Denn um dem Gewicht des ungeborenen Kindes entgegenzuwirken, müssen die Rückenlinien, das heißt unter anderem Oberschenkelrückseiten und Unterschenkel, mit einem erhöhten Kraftaufwand »dagegen« arbeiten, wodurch deren Zugspannung, also Tonus, zunimmt.[5]

Im Folgenden grenzen wir die Kontraindikationen beim Faszientraining verlässlich so ein, dass nicht der größte Teil der Bevölkerung von der Teilnahme an solch einem Training ausgeschlossen wird. Es kommt auf den Einzelfall an, ob vorliegende Störungs- und Krankheitsbilder ein Faszientraining verbieten oder »nur« relativ kontraindiziert sind. Grundsätzlich hängt es vom Schweregrad einer Störung oder Krankheit ab, ob ein Verfahren absolut oder relativ kontraindiziert ist.

Relative Kontraindikationen

Eine relative Kontraindikation ist der Fall, wenn bei der Risiko-Nutzen-Abwägung mit entsprechenden Vorsichtsmaßnahmen der zu befürchtende Schaden durch ein Training minimiert werden kann und gleichzeitig der Nutzen des Trainings überwiegt.

Dabei stehen Kontraindikationen auch in einem Spannungsverhältnis zu den Indikationen (vgl. hierzu unsere Ausführungen unter »Specials«, Seite 125). So kann Faszientraining bei Rückenschmerzen positiv wirken, in manchen Fällen aber auch zur Verstärkung der Symptome führen. In diesem Sinn können folgende »relative« Kontraindikationen aufgeführt werden:

Bewegungseinschränkungen, Gleitwirbel, Rheuma, hochgradige Osteoporose, Fibromyalgie, systemisch-entzündliche Erkrankungen, neuralgische Erkrankungen oder Kollagenosen: Bei diesen Erkrankungen ist Bewegung empfehlenswert, es muss aber Sorge getragen werden, dass die Belastungen nicht zu intensiv sind. Hier bietet unser Faszien-Übungssystem im Unterschied zu einem intensiven Faszientraining sehr gute Möglichkeiten der Linderung.

Herz-Kreislauf-Erkrankungen: Bei tonisierenden Übungen muss bedacht werden, dass statisch gehaltene Übungen belastend auf das Herz-Kreislauf-System wirken. Ebenso ist Vorsicht geboten, wenn der Kopf bei Übungen explosivartig Richtung Füße geschwungen wird, denn dadurch kann Schwindel auftreten. Solche Übungen sollten bei vorliegenden

Trainingseinschränkungen

Unsere Übungen sind teils sanft, teils dynamisch, jedoch sicher und gesundheitsfördernd, auch für zunächst unerfahrene Übende. Aus diesem Grunde haben wir den Programmen keinen Warnkatalog beigefügt. Unsere Programme sind selbstinstruktiv angelegt. Deshalb müssen wir auf Sie als mündige Übende setzen! Selbstverständlich gilt es, bei Einschränkungen, wie sie z. B. bei Beschwerden im unteren Rücken auftreten können, Vorsicht walten zu lassen. Besonders beim Rückenlinien-Programm, das das Wechselspiel aus Flexion und Extension in den Vordergrund stellt, müssen im Einzelfall bestimmte Übungen angepasst oder ausgelassen werden. Bei vorliegenden Dysbalancen im Schultergürtel können einzelne Übungen aus dem Armlinien-Training, wie das »Schultergürtel dehnen«, kontraindiziert sein.
Prüfen Sie für jedes Programm selbst, ob Sie Beeinträchtigungen haben, die gegen eine Durchführung sprechen. Insbesondere bei akuten Verletzungen sowie kürzlich durchgeführten Operationen ist Vorsicht angeraten. Wenn Sie Zweifel haben, fragen Sie eine Ärztin bzw. einen Arzt und klären Sie, ob und wie Sie trainieren können.

Beschwerden besonders achtsam umgesetzt werden.

Regelmäßige Medikamenteneinnahme: Hierzu zählen beispielsweise Medikamente mit den Wirkstoffen Acetylsalicylsäure, Diclofenac, Ibuprofen und Kortison sowie Verhütungsmittel wie die Pille, die sich alle kollagensynthesehemmend auswirken können[6]. Für den sanften Einstieg in die dynamischen Teile unseres Faszientrainings, die die Gelenkschmiere wie auch die Kollagensynthese anregen, sorgen in unserem Trainingssystem die einleitenden Wahrnehmungs- und Mobilisationsübungen.

Absolute Kontraindikationen

Hier sind grundsätzlich vier Fallgruppen zu beachten:
Bei akutem Muskelrheuma, akuten Bandscheibenvorfällen oder auch Lumbalgien – akuten Rückenschmerzen, vor allem im Bereich der Lendenwirbelsäule – verbietet sich ein Faszientraining wegen des bei der Faszientechnik erforderlichen Anspannens myofaszialer Strukturen oder Muskeln.

Vor dem Einstieg in ein Faszientraining ist gründlich abzuklären, ob organische Ursachen für das jeweilige Leiden vorliegen. Mit Blick auf akute Zustände sind auch nervale Störungsbilder, wie Gefäßspasmen, zu beachten. Nach dem Abklingen akuter Symptome sollte die Durchführung eines Faszientrainings immer vorab mit dem behandelnden Arzt abgeklärt werden.

Selbstverständlich verbietet sich die Aufnahme eines Faszientrainings bei Verletzungen, insbesondere, wenn es um Muskelfaserrisse, Band- oder Sehnenrupturen geht. Gleiches gilt in der Akutphase nach Operationen, wenn Anspannungsvorgänge in der Nachsorge kontraindiziert sind.

Bei Infektionen sollte grundsätzlich auf Sportaktivitäten verzichtet werden. Dies gilt auch für ein Faszientraining.

Nachhaltig trainieren

Ihr Körper und Ihre Verfassung geben Tempo und Intensität Ihres Faszientrainings vor.

Ihre individuelle Lebenssituation ist für Sie beim Training der Richtwert. Er wird maßgeblich durch Beruf und Familie, aber auch z. B. Sport und Ernährung geprägt. Entsprechend unterliegt Ihr Körper unterschiedlichen Beanspruchungen und kompensiert die Anforderungen, die Ihr Leben an ihn stellt, individuell. Die Bandbreite kann groß sein, beginnend mit einfachen myofaszialen Verspannungen bis hin zu schwerwiegenden Kompensationsmustern wie Gelenkfehlstellungen.

Jeder Mensch hat besondere Problemzonen; deshalb gibt es keinen einheitlichen Einstieg in unser Trainingsangebot, sondern verschiedene gleichwertige Zugänge. Auf den folgenden Seiten geben wir Ihnen Hilfen zur Orientierung und Optimierung Ihres Trainings.

Trainingsquantität: Trainieren Sie Ihre Faszien mit unseren Programmen idealerweise zwei bis drei Mal pro Woche. Zwischen den Trainingseinheiten sollten Sie zwei bis drei Tage pausieren. Denn fasziale Trainingsreize mit entsprechenden Reizschwellen bewirken eine Anpassung der faszialen Gewebe in Form einer Zellabbauphase des Kollagens innerhalb von 48 Stunden. Gleichzeitig findet die Kollagenproduktion durch die Bindegewebszellen statt. In den ersten Stunden überwiegt der Kollagenabbau, danach folgt der »Kollagen-Turnover«, das heißt, eine Nettosynthese im kollagenen Netzwerk[7]. Die Abbildung (Seite 40) zeigt grafisch diese Prozesse. Um ein verletzungsresistentes und elastisches

Noch ein Tipp vor dem Start in Ihr Training

Um ein Gefühl für die Übungsprinzipien eines faszialen Trainings zu entwickeln, ist es sinnvoll, vor dem Einstieg in unsere Programme die Übungen durchzuführen, die wir im Kapitel »Fasziale Übungsprinzipien« exemplarisch für Sie ausgewählt haben.

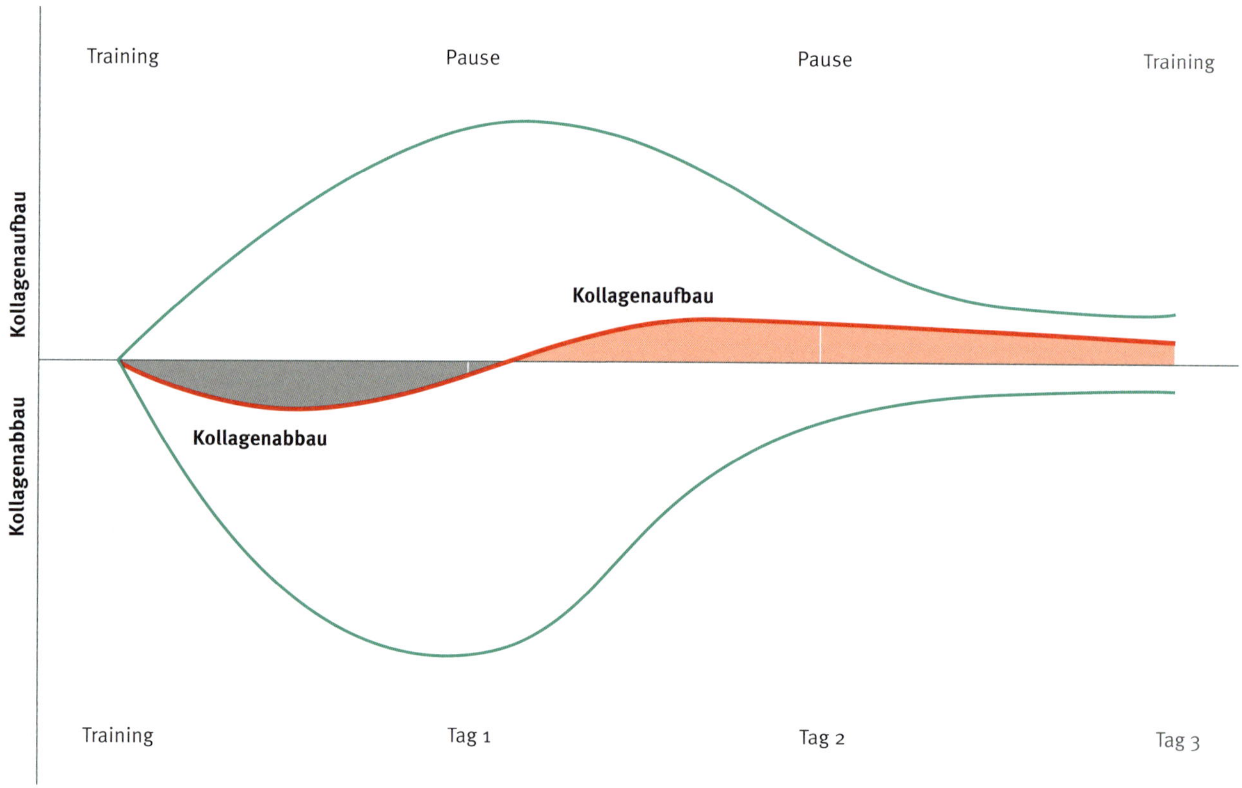

Training, Trainingsquantitäten und Regeneration

Fasziennetzwerk zu fördern, sind Trainingspausen deshalb unverzichtbar. Tägliches Training mit hohen Belastungsreizen führt langfristig eher zu Schädigungen in der Kollagenstruktur. Bei Einhaltung der vorgegebenen Trainingsintensitäten sollten Schmerzen oder andere Beschwerden auf keinen Fall auftreten! Ein leicht spürbarer Muskelkater oder »Faszienkater«, vor allem nach exzentrischen Belastungen wie den »Mini-Federungen«, ist zu Beginn des Faszien-Programms jedoch möglich und ist nicht bedenklich.

Trainingskontinuität: Grundsätzlich gilt, lieber regelmäßig und moderat trainieren, als durch wenigere und zu intensive Trainingseinheiten eine Überbelastung hervorzurufen. Weiterhin gilt, dass es allemal besser ist, nur ein bisschen oder immer mal wieder zu trainieren, als dauerhaft inaktiv zu bleiben – verfallen Sie nicht einem »Ganz-oder-gar-nicht«-Denken und verharren Sie dadurch in Inaktivität, weil es Ihnen zeitweise nicht möglich ist, regelmäßig zu trainieren. Wenn Sie mehrere Tage oder auch Wochen nichts mehr getan haben, brauchen Sie kein schlechtes Gewissen zu haben. Machen Sie entweder da weiter, wo

Sie aufgehört haben, oder wählen Sie ein ganz anderes Programm aus. Achten Sie aber darauf, dass Sie die Intensität Ihrer momentanen körperlichen Verfassung anpassen.

Einsteigen

Um ein Gefühl für die langkettigen myofaszialen Verbindungen in Ihrem Körper zu entwickeln, ist es sinnvoll, die einzelnen Programme zunächst komplett durchzuführen. Hier empfiehlt sich als Einstieg das Spirallinien-Programm. Eine erhöhte Körperstabilität und höhere Kräfte bei der Bewegung, ohne aus dem Körperlot zu geraten, stehen bei diesem Programm im Fokus. Sie stellen eine Grundlage für alle weiteren Programme dar. Falls Sie bei den ersten Trainings Komplikationen bei der Durchführung eines ganzen Programms haben, lassen Sie zunächst einmal die Übungen weg, die Ihnen Probleme bereiten.

Üben Sie mit Bedacht und geben Sie Ihrem Körper die Möglichkeit, sich den anfangs ungewohnten Anforderungen anzupassen. Sie werden feststellen, dass Ihnen einzelne Übungen schnell leichter fallen, mit der Zeit werden sich dann auch die für Sie anfänglich etwas schwieriger anmutenden Übungen integrieren lassen. Nach kurzer Zeit werden Sie auch feststellen, dass sich Bewegungsabläufe in Ihrem Körpergedächtnis zunehmend einprägen und Sie die Wirkungsvielfalt einzelner Übungen differenzierter wahrnehmen können.

Ihre Bewegungen innerhalb der Übungen werden Sie immer feiner koordinieren können und auch die Übergänge werden flüssiger. Dies steigert die Lust auf ein nachhaltiges Training und darauf, die Übungen in den persönlichen Alltag zu integrieren, so oft es geht. Denn unabhängig davon, welche Form des Einstiegs Sie wählen, ein Mindestmaß an Beharrlichkeit im Trainingsalltag ist für nachhaltig spürbare Erfolge unerlässlich. Nur mit entsprechender Konstanz lassen sich nachhaltige Effekte auf die faszialen Strukturen erzielen.

Fortsetzen

Die Aneignung des Programms zu den Spirallinien gelingt schon nach wenigen Durchgängen. Damit ist ein entscheidender Schritt getan und Sie können nun Ihr Trainingsprogramm erweitern. Alle unsere Programme sind methodisch gleich aufgebaut. Wenn Sie also ein Programm für sich erarbeitet haben, fällt Ihnen die Erschließung der weiteren Programme leicht. Dabei bieten sich drei Vorgehensweisen an:

Lassen Sie sich von Ihren Gefühlen leiten: Da sich die Programme im Schwierigkeitsgrad kaum unterscheiden, können Sie intuitiv das Programm wählen, das Sie beim Durchblättern am meisten interessiert. Nehmen Sie Ihre Intuition ernst, denn sie ist meist ein Indikator für die versteckten Bedürfnisse Ihres Körpers.

Probieren Sie aus: Nehmen Sie aus jedem Programm einzelne Übungen heraus, die Ihnen im Moment des Betrachtens gefallen, und erproben Sie sie. Dann entscheiden Sie sich für ein Programm, das Sie in Gänze durchführen.

Faszientest durchführen: Für diejenigen, die eher kopfgesteuert durch das Leben gehen, steht eine weitere Möglichkeit offen: Führen Sie den Faszientest durch, den wir jedem Programm vorangestellt haben, dann wissen Sie in wenigen Minuten, wo Ihre persönlichen Einschränkungen sowie Dysbalancen liegen und mit welchem Programm Sie diesen zu Leibe rücken können.

Erarbeiten Sie sich nun die restlichen Programme nach einem der zuvor aufgezeigten Grundsätze. Wenn Sie wollen und genügend Zeit haben, können Sie die Programme in ihrer Gesamtheit abwechselnd im Abstand von zwei Tagen über die Woche hinweg verteilen (z. B.

montags, mittwochs und freitags), um Ihren Kollagenaufbau zu optimieren. Damit festigen Sie Bewegungsabläufe, wodurch Sie bewusster die wohltuende und vitalisierende Wirkung des Faszientrainings wahrnehmen können.

Gleichzeitig stärken Sie durch abwechselnde Durchführung von Programmen, die den Fokus jeweils auf eine einzelne myofasziale Zuglinie richten, Ihren Körper ganzheitlich. So beugen Sie Kompensationsmustern wie etwa Fehlhaltungen vor, die aus einem zu einseitigen Training resultieren können.

Üben Sie die einzelnen Programme einige Male und verfeinern Sie die Übungen, indem Sie mit unseren Übungsanleitungen und den Bildern Ihr Körperwissen zu den einzelnen Übungen vertiefen. Wenn Sie ein Programm konzentriert durchführen können, ohne nachschlagen zu müssen, sind die Übungen in Ihrem Bewegungsgedächtnis verankert.

Beharrlichkeit zahlt sich aus: Je regelmäßiger Sie die Programme in Ihren (Trainings-)Alltag einbinden, desto intensiver werden Sie auch die Empfindungen Ihres Körpers wahrnehmen können. Durch das zunehmend automatisierte Ausführen der Bewegungsfolgen können Sie sich gezielter auf die Atmung konzentrieren, wodurch sich die Wirkung der Programme besser entfalten kann. Dennoch erfordert das Training des Bindegewebes einiges an Geduld von Ihnen, denn die Umstrukturierung und Erneuerung des Fasziennetzwerkes erfolgt über Monate hinweg.

Wenn Ihnen Programme und Übungen nach und nach vertraut sind, können Sie sich ganz natürlich auf Ihre Empfindungen und die Wirkungen der Übungen konzentrieren. Zudem werden Körper und Geist durch regelmäßige Wiederholungen auf Entspannung konditioniert. In gleichem Maße werden Achtsamkeitsprozesse gefördert.

Das hat auch zur Folge, dass eine vielleicht vorhandene Trägheit leichter überwunden wird und der sprichwörtliche innere Schweinehund mehr und mehr in den Hintergrund tritt.

Den Fortschritt beim Üben merken Sie also auch daran, dass Sie motivierter sind, die Programme regelmäßig anzuwenden. Mit der Zeit merken Sie intuitiv, dass Ihnen etwas fehlt, wenn Sie Ihr Üben aussetzen. Dabei lautet die Devise: Lieber kürzer und öfter üben, als selten und dann vielleicht übertrieben lang.

Konditionieren und individualisieren

Wenn Sie verschiedene Programme wie im Schlaf durchführen können, Übungen und Übungsabfolgen verinnerlicht haben, nach innen konzentriert sind und das Außen ausblenden können, haben Sie einen fortgeschrittenen Übungsstand erreicht. Zugleich führen Sie anfänglich grob koordinierte Bewegungen zunehmend feiner aus und nehmen sie bewusster wahr. Dann ist der Punkt erreicht, an dem Sie das Training noch persönlicher auf sich ausrichten können.

Wenn Sie wissen, was Ihnen eine Übung vermittelt, können Sie eigene Variationen probieren. Als Anhaltspunkt können Ihnen die faszialen Übungsprinzipien (Seite 29) dienlich sein.

Auch können Sie einzelne Übungen aus den verschiedenen Programmen für spezifische Bedarfe kombinieren und zu Ihren persönlichen Programmen zusammenstellen. Tipps dazu finden Sie unter »Specials« (Seite 130).

Nicht zuletzt möchten wir auch auf Ihren Sport-Alltag hinweisen. Selbstverständlich lassen sich Programme und Übungen auch zielführend in ein sportartspezifisches Training einbinden.

Zum Beispiel zeigt sich für den Tennissport, dass mit unserem Faszientraining tennisspezifischen Problemstellungen, wie etwa einem Impingement-Syndrom oder einer Kalkschulter, entgegengewirkt werden kann. So lassen sich die Übungen 2, 3, 5 und 7 aus dem Armlinien-Programm problemlos 1:1 als Warm-up oder Cool-down beim Tennistraining einsetzen.

Mit der Zeit werden Sie lernen, die für Sie in der jeweiligen Lebenssituation und für Ihren Lebensabschnitt passenden Übungen herauszufinden. Denn die Programme und Übungen können schließlich ein Leben lang durchgeführt werden.

Profitieren Sie von unserer Lernarchitektur

In der ab Seite 44 folgenden Praxis finden Sie 5 Programme zu den 5 wichtigsten myofaszialen Zuglinien mit insgesamt 45 Übungen, zu denen wir nebst Bild- und Textbeschreibung im Buch zusätzlich 45 Videoclips exklusiv entwickelt haben. Sie können somit jede unserer Übungen hundertprozentig nachvollziehen. Da wir die Filme in Echtzeit gedreht haben, können Sie direkt mit den Videos beispielsweise mit Ihrem Smartphone, mit dem Tablet oder vor Ihrem Fernseher trainieren. Und Sie können die Clips selbsttätig zu Ihrem persönlichen Training zusammenstellen. Die Videos finden Sie unter: extras.thieme.de/trias.htm

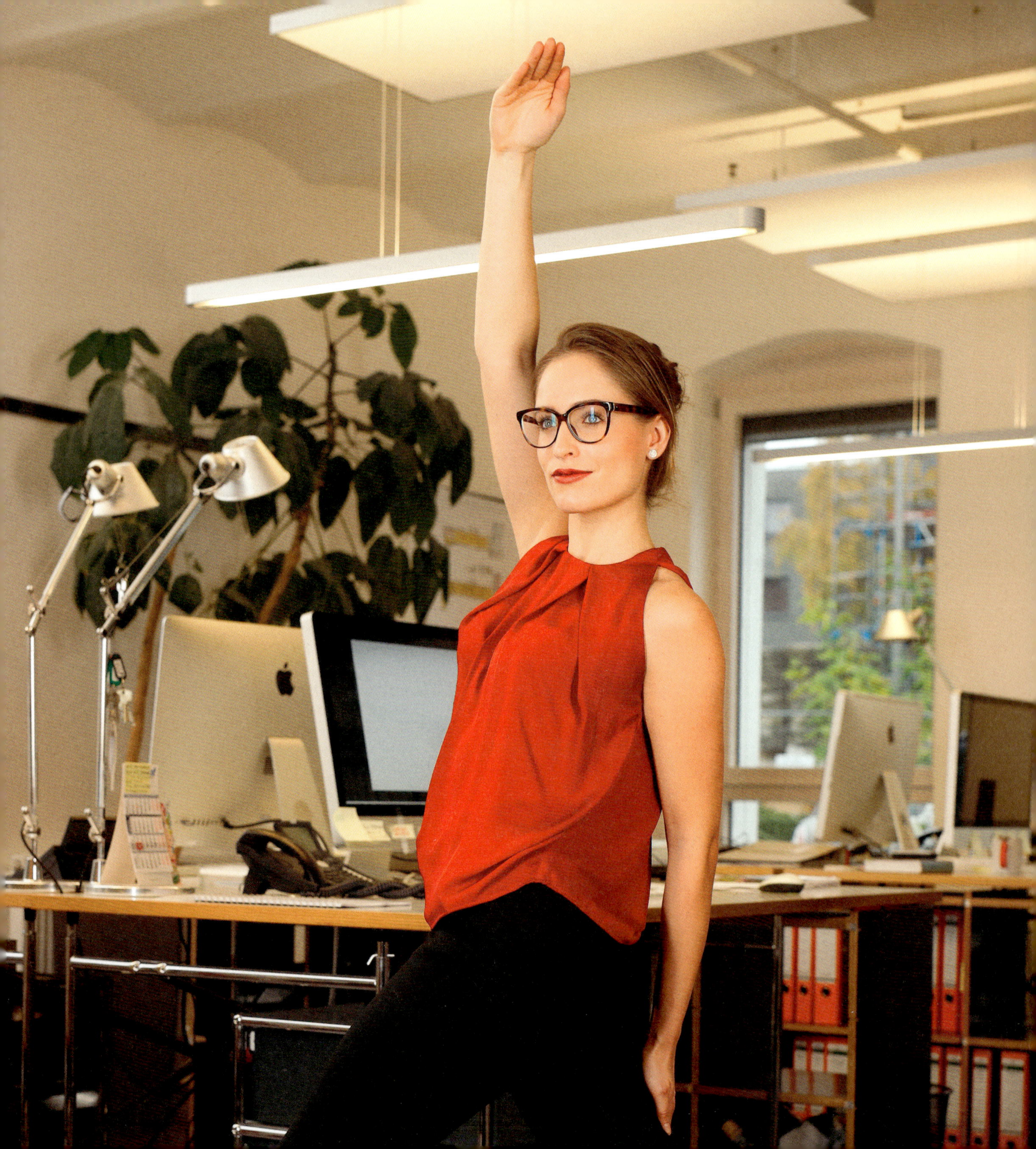

Faszientraining für die Spirallinien

Einseitige Bewegungsabläufe im Alltag, Rundrücken mit eingedrehten Schultern beim Sitzen, eingeschränkte Drehbeweglichkeit im Oberkörper, Rotation des Beckens gegenüber den Beinen, Ein- und Auswärtsdrehungen in den Fuß- oder Kniegelenken, Dysbalancen durch Sportarten wie Tennis ... Alles gute Gründe, Ihre Spirallinien zu aktivieren und zu trainieren!

Die Spirallinien kurz erklärt

Die Spirallinien winden sich wie eine Wendeltreppe durch unseren Körper. Sie bilden die strukturgebende Hülle für die weiteren myofaszialen Zuglinien. Entsprechend sind sie maßgeblich für die Aufrechterhaltung des Stütz- und Bewegungsapparates.

Die Spirallinien (SPL) ermöglichen Rotations- und Spiralbewegungen und leiten Zugkräfte von der oberen in die untere Körperhälfte und vice versa. Ihre Spiralform verleiht dem Haltungsapparat bei der Entstehung, Kompensation und Aufrechterhaltung von Rotationen und Lateralverschiebungen zudem Stabilität.

Die SPL entspringen auf der Körperrückseite links und rechts an den Schädelseiten und sind über den oberen Rücken mit den diagonal liegenden Schulterblättern verbunden. Von dort führen sie zur Körpervorderseite über den Brustkorb zur Hüfte, kreuzend auf Höhe des Bauchnabels (Seite 47, Bild 1). Ausgehend von der Hüfte verlaufen die Linien entlang der vorderen seitlichen Oberschenkelmuskulatur und der Schienbeine zur Innenseite des Fußgewölbes. Sie führen unter dem Fuß hindurch und die hinteren seitlichen Beinmuskeln bis zum Sitzbein hinauf. In den Rückenstrecker mündend, enden die SPL schließlich nahe dem Ursprung an den Schädelrückseiten (Seite 47, Bild 2).

Die SPL queren die anderen myofaszialen Zuglinien. Daher kommt es zu einer gegenseitigen Beeinflussung. Im ungünstigen Fall sind Fehlfunktionen die Folge, beispielsweise hervorgerufen durch dominant ausgeprägte Körperseiten. Diese können durch einseitige Bewegungsabläufe im Berufs- oder Sportalltag entstehen und führen zu Kompensationsbewegungen und asymmetrischen Haltungsmustern. Zwar kann der Körper Unterschiede innerhalb einer Toleranzgrenze ausgleichen. Sobald diese jedoch überschritten wird, greifen die körpereigenen Ausgleichsmechanismen nicht mehr und es treten Fehlfunktionen auf, z. B.:

Die unteren SPL sind hauptsächlich an der Hüft-, Knie- und Fußstellung beteiligt und ermöglichen so eine exakte Spurführung beim Gehen, Rennen und Springen. Eine nicht exakte Spurführung führt zu kompensatorischen Haltungsmustern. So kann eine Ein- (Pronation) oder Auswärtsdrehung (Supination) in den Sprunggelenken entstehen mit Spätfolgen wie Arthrose.

Solche Fehlhaltungen des Beines können zusätzlich durch falsches Schuhwerk begünstigt werden: Wenn der Fuß im Schuh durch ein fehlendes oder zu weiches Fußbett nicht ausreichend Stabilisation erhält, führt dies häufig zur übermäßigen Belastung der Innenseite des Fußes. Erkennbar ist diese Fehlbelastung auch am Schuhwerk selbst: Stellt man die Schuhe auf eine ebene Fläche, neigt sich der Schuh aufgrund der Abnutzung der Schuhsohle nach innen oder außen. Weitere Kompensationsmuster, die ebenfalls am Gangbild ersichtlich werden, entstehen durch Ein- und Auswärtsrotationen im Kniegelenk und eine Rotation des Beckens gegenüber den Füßen.

Bei Kompensationsmustern im Oberkörper ist der obere Teil der SPL auf einer Körperseite durch sitzende Fehlhaltungen – meist Rundrücken mit eingedrehter Schulter – muskulär häufig verkürzt, beispielsweise von der linken hinteren Kopfseite über die rechte Schulter und die rechten Rippen bis zur linken Hüfte. Eine derartige Bewegungseinschränkung wirkt sich auf den gesamten Haltungsapparat aus und lässt sich leicht am körperlichen Erscheinungsbild ablesen, z. B. an einer Rotation der Rippen gegenüber dem Becken sowie einem zur Seite verschobenen Kopf. Ebenso kann es zu einer Verschiebung der Schultern nach vorne kommen.

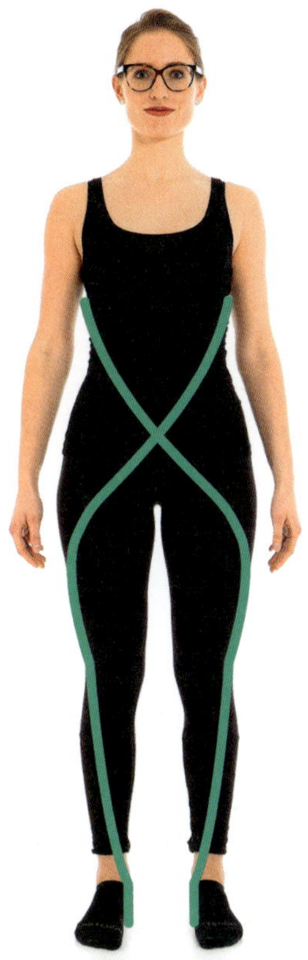

1

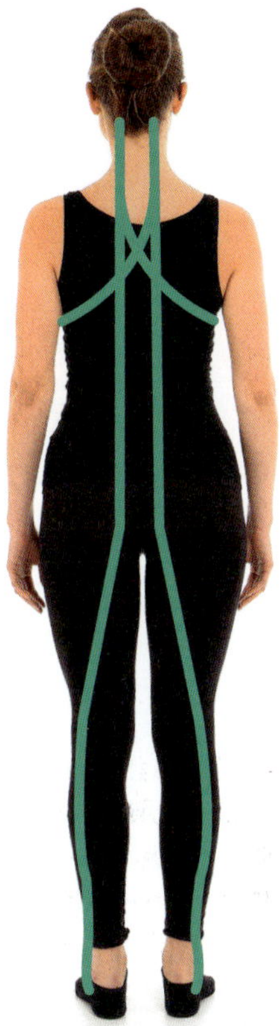

2

Dysbalancen kommen oft auch bei Sportarten mit einseitigem muskulärem Belastungsprofil (z. B. Tennis) vor. Sie lassen sich auf ein muskuläres Ungleichgewicht zwischen der Rücken- und Brust- sowie Bauchmuskulatur zurückführen. Dabei sind Anteile der Brustmuskulatur stark verkürzt und Teile der oberen Rückenmuskulatur überdehnt – das heißt, dass die Brustmuskulatur im Vergleich zur Rückenmuskulatur verhältnismäßig stark ausgeprägt ist. Letztlich erzwingt insbesondere in den oberen Extremitäten eine fehlende Drehbeweglichkeit einzelner Segmente die Fehlrotation anderer. Es werden Schonhaltungen provoziert, die sich dann zu Haltungsschäden entwickeln können.

Testen Sie Ihre Spirallinien

Durch einseitige Oberkörperrotationen wird die Verwringungsfähigkeit der Wirbelsäule überprüft. Durch Links- oder Rechtsdrehung wird die gegenüberliegende obere Spirallinie gedehnt, die andere bleibt stabil nach vorne ausgerichtet. Bewegungseinschränkungen werden so sichtbar.

Grundstellung: Stellen Sie sich aufrecht im hüftbreiten Stand vor einen Tisch. Richten Sie Hüfte und Becken zentral aus, indem Sie mit den Oberschenkeln die Tischkante berühren. Halten Sie diesen Kontakt während der gesamten Übung aufrecht, um Ausweichbewegungen mit der Hüfte und dem Becken zu vermeiden. Verschränken Sie die Arme vor der Brust, Ihr Blick ist nach vorne gerichtet.

Ausführung:

- Wenn Sie die Grundstellung eingenommen haben, drehen Sie den Oberkörper langsam nach rechts. Der Kopf folgt der fließenden Drehbewegung. Sobald Sie ein Ziehen im Oberkörper verspüren, verharren Sie in dieser Position. Strecken Sie nun Ihre Arme seitlich auf Schulterhöhe aus.
- Schätzen Sie den erzielten Rotationswinkel mithilfe des rechten Armes ein. Nutzen Sie dazu das Bild des Ziffernblattes einer Uhr: Zeigt der Arm in Richtung 4, 5 oder 6 Uhr?
- Lösen Sie die Haltung behutsam auf. Vergleichen Sie das Ergebnis mit der unten links stehenden Prüfampel.
- Führen Sie den Test nun auf der Gegenseite durch. Achten Sie erneut darauf, dass die Rotationsbewegung langsam und gegen Ende nicht ruckartig ausgeführt wird. Verharren Sie in der Endposition. Schätzen Sie die Rotationsposition mithilfe Ihres linken Armes ein: Können Sie sich auf 8, 7 oder 6 Uhr aufdrehen?
- Lösen Sie die Haltung wiederum behutsam auf. Vergleichen Sie das Ergebnis mit der Prüfampel.

(rot)	**Achtung!** Falls Sie Ihre Arme nur auf ca. 4 Uhr (rechter Arm) bzw. 8 Uhr (linker Arm) positionieren können, ist die Funktionalität Ihrer SPL deutlich eingeschränkt. Sie sollten diese mithilfe unserer Übungen gezielt verbessern.
(gelb)	**Vorsicht!** Bei einem Rotationswinkel auf ca. 5 Uhr (rechter Arm) bzw. 7 Uhr (linker Arm) liegen leichte Bewegungseinschränkungen vor, die die Funktionalität Ihrer SPL beeinträchtigen. Führen Sie unser Programm immer wieder durch.
(grün)	**Weiter so!** Sie können Ihre Arme auf ca. 6 Uhr (rechter und linker Arm) rotieren. Es liegen keine Einschränkungen der Funktionalität Ihrer SPL vor. Bauen Sie präventiv Übungen zur SPL in Ihren (Trainings-)Alltag ein.

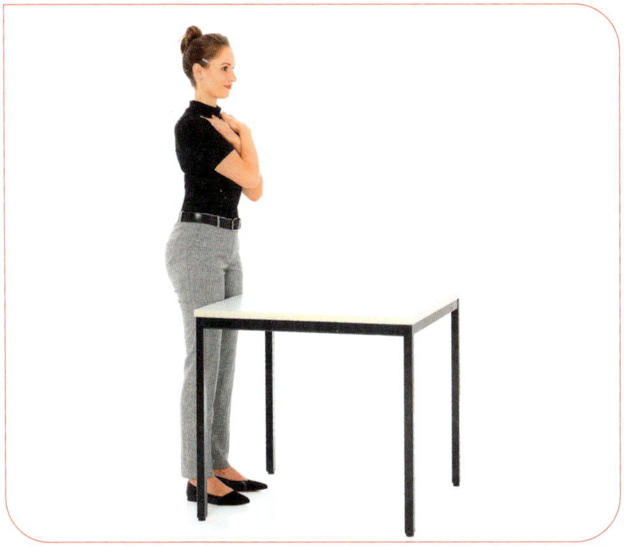

Grundstellung

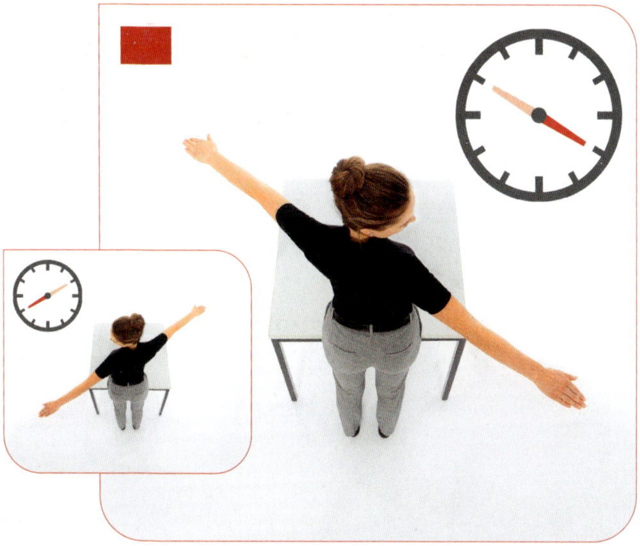

Programm und einzelne Übungen oft durchführen!

Programm und einzelne Übungen immer wieder durchführen!

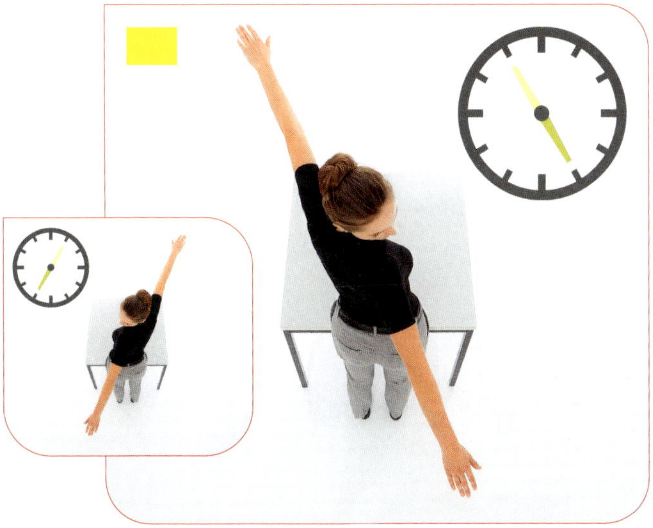

Programm und einzelne Übungen gelegentlich durchführen!

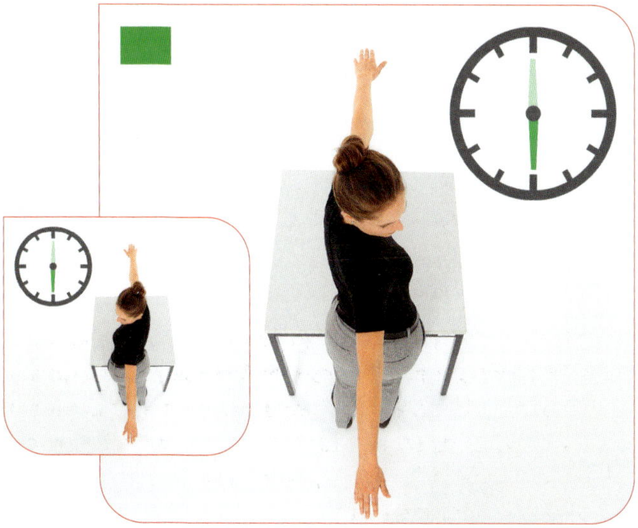

Das Programm kurz erklärt

Das Spirallinien-Programm hat eine Übungszeit von bis zu 25 Minuten. Rotationsbewegungen entlang der Körperlängsachse bilden die Basis.

Der »Spirallinien-Scan« lässt Sie in die Rotation Ihrer Wirbelsäule hineinspüren. Die Mobilisationsübungen »Körper rotieren« und »Beine pendeln & kicken« aktivieren den oberen und unteren Verlauf Ihrer Spirallinien (SPL) und stimmen auf die Rotationen ein. Mit der Übung »Gesäßmuskeln dehnen« nehmen Sie bewusst myofasziale Strukturen um die Hüfte wahr und stimulieren diese. Die daraus resultierende Hüftbeweglichkeit dient der Verbindung der beiden Körperhälften und bereitet auf das »Körper aufdrehen« vor. Hier werden durch das gegengleiche Aufdrehen die gesamten SPL angesteuert. Die Tonisierungsübung »Beine & Rumpf stärken« kräftigt den Körper durch dynamisches Herausfedern aus der Hocke in die seitliche Oberkörperrotation. Die Federübung »Beine twisten« fördert durch die Gegenbewegung von Unter- und Oberkörper die Elastizität der SPL. Die langkettige Schwingübung »Arme seitwärts fliegen lassen« sorgt für eine Auflockerung. Mit der Focusing-Übung »Spirallinien erspüren« lenken Sie die Aufmerksamkeit auf die Körperschnittstelle Hüfte. Hier können Bewegungseinschränkungen bewusst wahrgenommen werden.

Ziele	Übungen	Dauer
Wahrnehmung	1. Spirallinien-Scan	bis 4 Min.
Mobilisation	2. Körper rotieren	bis 2 Min
	3. Beine pendeln & kicken	bis 2 Min
Fasziales Dehnen	4. Gesäßmuskeln dehnen	bis 3 Min.
	5. Körper aufdrehen	bis 3 Min.
Tonisieren	6. Beine & Rumpf stärken	bis 3 Min.
Federn & Schwingen	7. Beine twisten	bis 2 Min
	8. Arme seitwärts fliegen lassen	bis 2 Min
Focusing	9. Spirallinien erspüren	bis 4 Min.
Mini-Workout	Übungen 2, 3, 4, 6, 8	bis 12 Min.

Spirallinien-Scan

1 Stehen Sie aufrecht vor einem Tisch, die Oberschenkel liegen an der Kante an. Das Becken ist nach vorne ausgerichtet und die Arme auf Brusthöhe überkreuzt, die Handflächen liegen auf den Schultern. Schließen Sie die Augen.

2 Drehen Sie einatmend den Oberkörper nach rechts, ausatmend kehren Sie in die Ausgangsstellung zurück. Lassen Sie das Becken in der Rotation nach vorne ausgerichtet, indem die Oberschenkel an der Tischkante bleiben. Dann folgt die Drehung nach links.

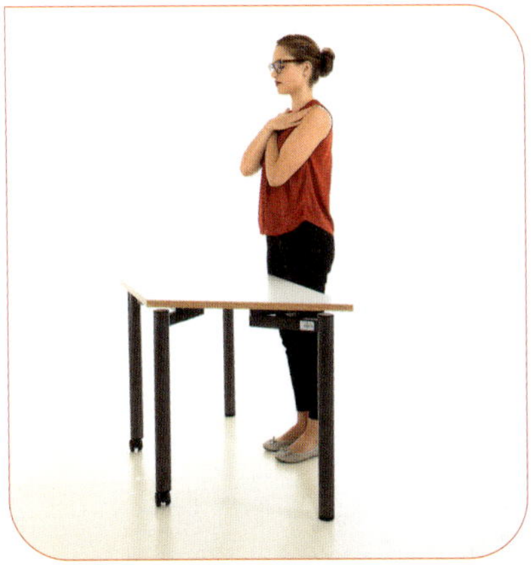

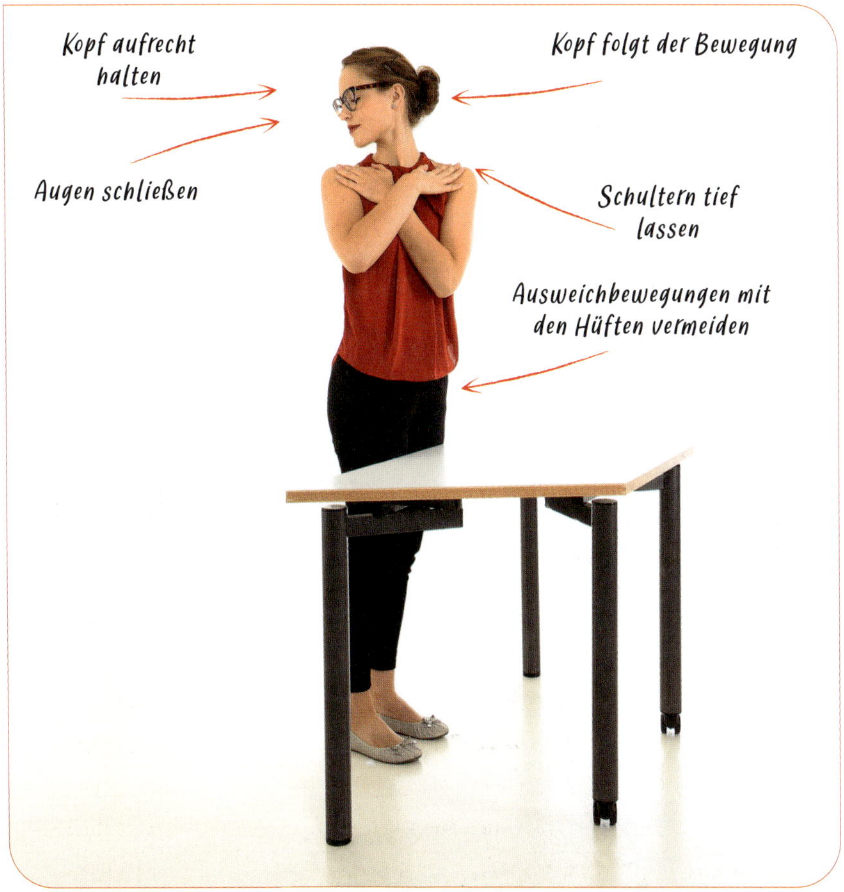

Das bringt's: Mit Rotationsbewegungen kann die Beweglichkeit der Spirallinien festgestellt werden. Einschränkungen können so deutlich sichtbar werden.

Tipp: Sie können die Ausrichtung Ihres Beckens nach vorne mithilfe einer Tischkante kontrollieren. So wird die Konzentration auf Dysbalancen im Becken erhöht.

Rückkehr: Spüren Sie am Ende der Übung nach, ob es Unterschiede in der Beweglichkeit beider Seiten gibt.

Körper rotieren

1 Stehen Sie hüftbreit und aufrecht. Führen Sie Oberkörperrotationen aus dem Becken heraus aus. Die Arme schwingen locker mit. Einatmend schwingen Sie in die eine, ausatmend in die andere Richtung.

2 Lassen Sie die Rotationsbewegungen mehr und mehr aus dem Brustkorb folgen. Die Arme schwingen dynamisch mit. Ihr Becken und Kopf folgen der Bewegung.

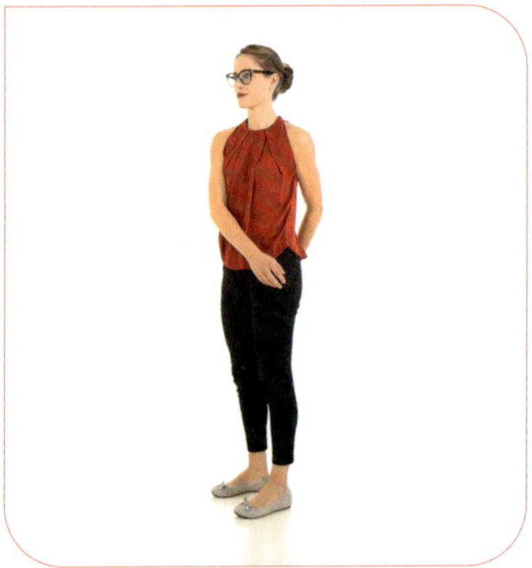

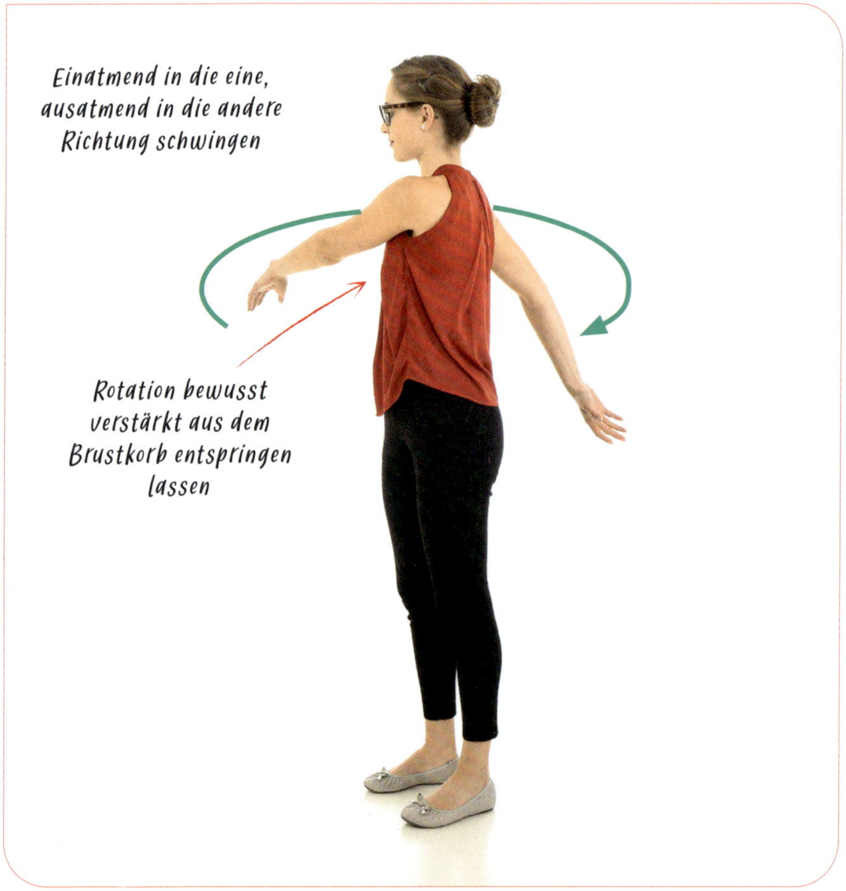

Das bringt's: Stimulation der oberen Spirallinien und Aktivierung des Herz-Kreislauf-Systems.

Tipp: Drehen Sie den Brustkorb zunehmend kraftvoller, um die Rotationsamplitude zu erweitern. Die Bewegung wird dynamischer.

Rückkehr: Lassen Sie die Bewegung sanft ausschwingen. Spüren Sie abschließend in Ihre Wirbelsäule hinein.

Beine pendeln & kicken

1 Stellen Sie sich aufrecht und hüftbreit hin. Verlagern Sie Ihr Gewicht auf das linke Bein und lösen Sie das rechte Bein vom Boden. Schwingen Sie nun locker das rechte Bein möglichst gestreckt diagonal von rechts-hinten nach links-vorne.

2 Kicken Sie immer dynamischer nach vorne. Die Arme schwingen gegengleich mit. Dabei atmen Sie gleichmäßig ein und aus. Dann die Übung mit dem anderen Bein ausführen.

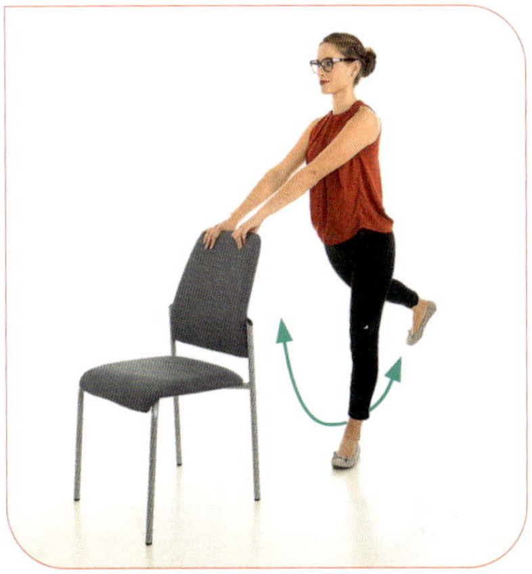

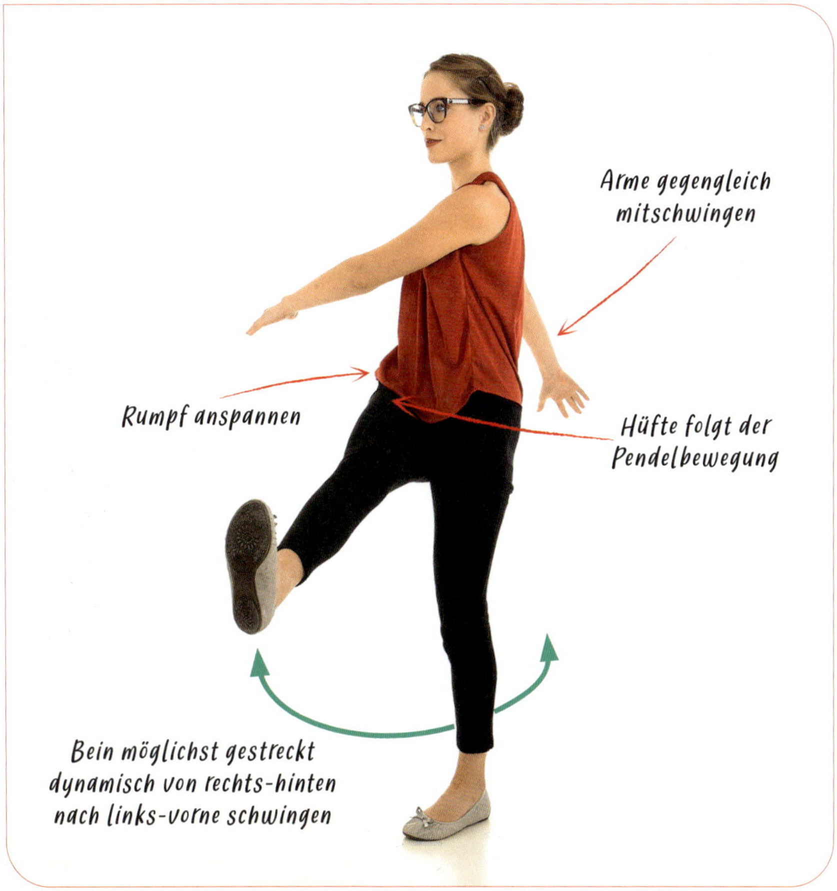

Das bringt's: Mobilisierung der Hüft- und Sprunggelenke und Förderung der Gleichgewichtsfähigkeit.

Tipp: Bei Gleichgewichtsproblemen benutzen Sie einen Stuhl zum Festhalten. Erweitern Sie die Bewegungsweite, indem Sie das Bein immer schwungvoller von hinten nach vorne »kicken«.

Rückkehr: Kehren Sie in den aufrechten Stand zurück und schütteln Sie die Beine aus.

Gesäßmuskeln dehnen

1 Legen Sie im Sitzen den rechten Knöchel auf Ihr linkes Knie, das rechte Knie zeigt nach außen. Beugen Sie den Oberkörper ausatmend mit geradem Rücken vor, bis es rechts im Gesäß zieht. Intensivieren Sie mit kleinen Wippbewegungen den Dehnreiz.

2 Wippen Sie im Halbkreis mit dem Oberkörper und behalten Sie dabei die Dehnspannung bei. Gleichmäßig ein- und ausatmen. Dann folgt der Beinwechsel.

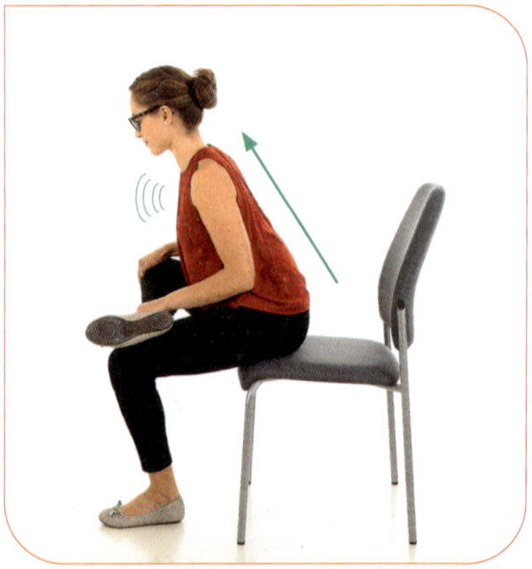

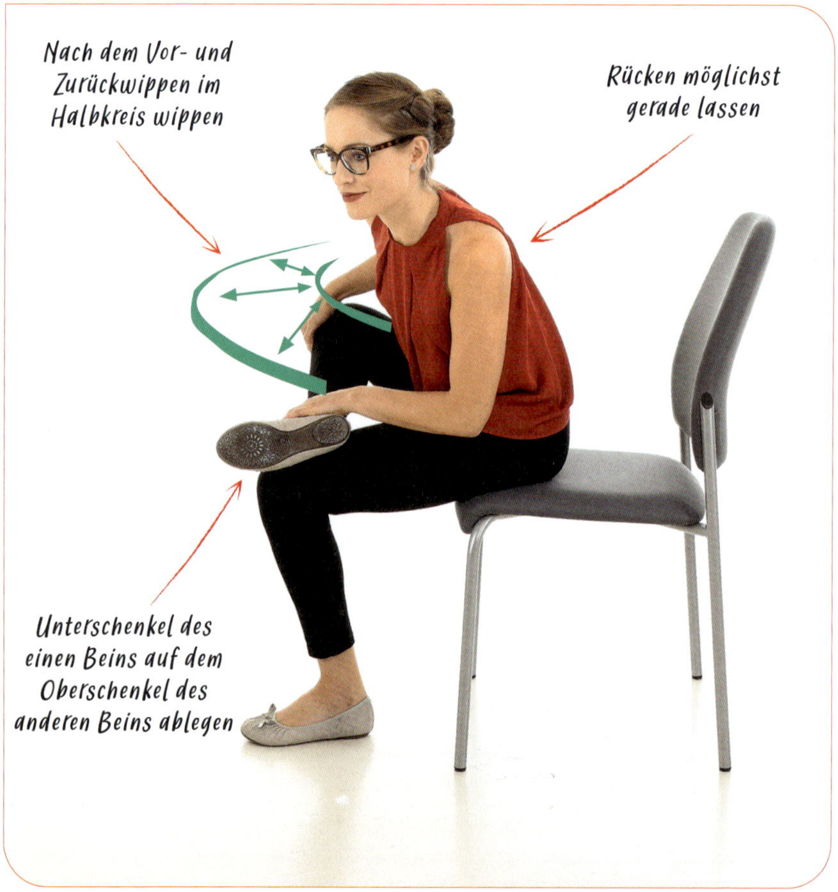

Das bringt's: Dehnen der myofaszialen Anteile der Gesäßmuskulatur, die z. B. als Folge langer Sitztätigkeiten verkürzt sein können.

Tipp: Mit kleinen Wippbewegungen beginnen. Wenn möglich den Oberkörper mehr nach vorne neigen und dann die Wippbewegungen ausführen.

Rückkehr: Lösen Sie behutsam die Dehnung auf und spüren Sie nach.

Körper aufdrehen

1 Sie beginnen im Stand. Führen Sie mit dem rechten Bein einen Ausfallschritt nach vorne aus. Das rechte Bein ist leicht gebeugt, das linke Bein ist gestreckt. Drehen Sie den Oberkörper nach rechts auf.

2 Führen Sie den linken Arm nach vorne-oben und greifen Sie mit der anderen Hand hinter dem Rücken den Oberschenkel. Das Becken bleibt nach vorne ausgerichtet. Halten Sie die Position mehrere Atemzüge. Dann machen Sie die Übung zur anderen Seite.

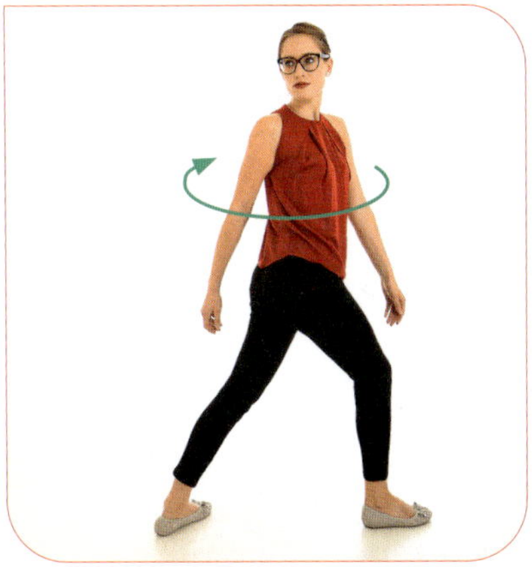

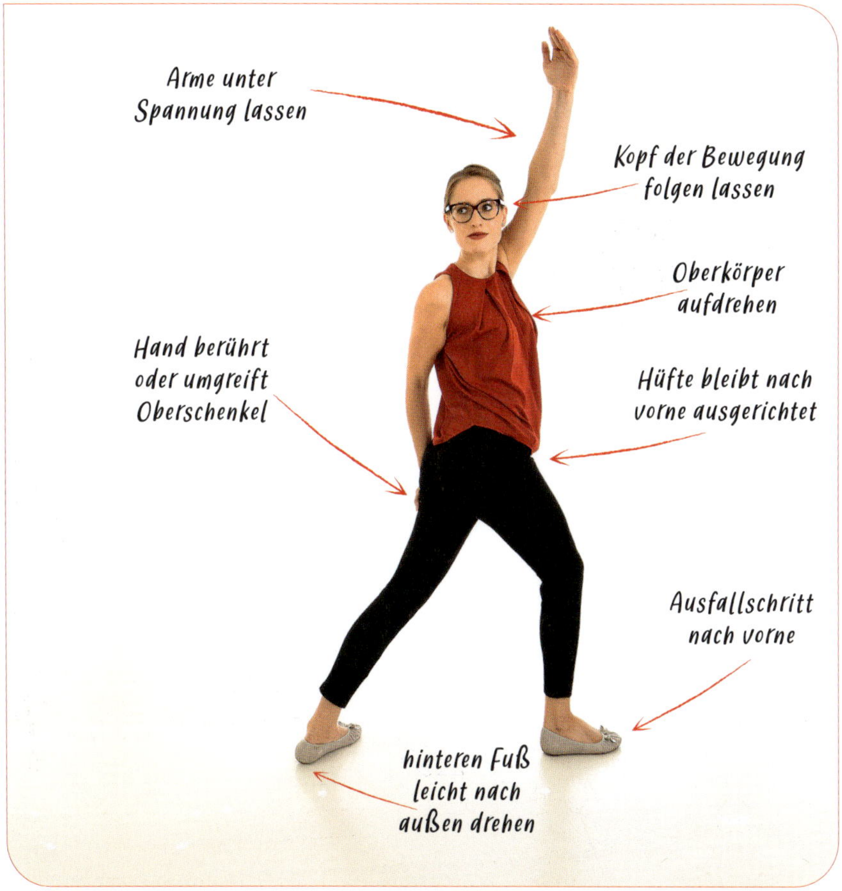

Das bringt's: Dehnung und Mobilisation der gesamten Spirallinien.

Tipp: Führen Sie mit der linken Hand kleine Wippbewegungen nach hinten-oben durch, um die Dehn- und Mobilisationseffekte zu erhöhen.

Rückkehr: Kehren Sie in den aufrechten Stand zurück und spüren Sie nach.

Beine & Rumpf stärken

1 Stehen Sie mehr als schulterbreit. Die Füße zeigen leicht nach außen. Einatmend gehen Sie in eine halbe Kniebeuge und verlagern dabei das Gewicht auf die Fersen. Achten Sie auf einen geraden Rücken.

2 Ausatmend schwingen Sie die Arme nach rechts oben, lösen Sie dabei die linke Ferse dynamisch vom Boden. Dann geht es einatmend in die halbe Kniebeuge zurück und die Bewegung wird zur anderen Körperseite ausgeführt.

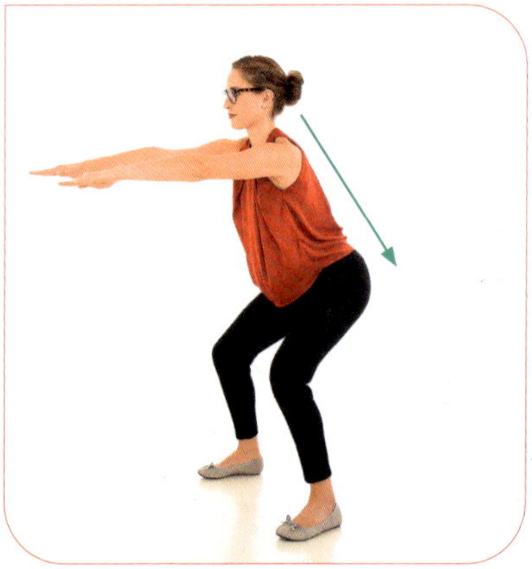

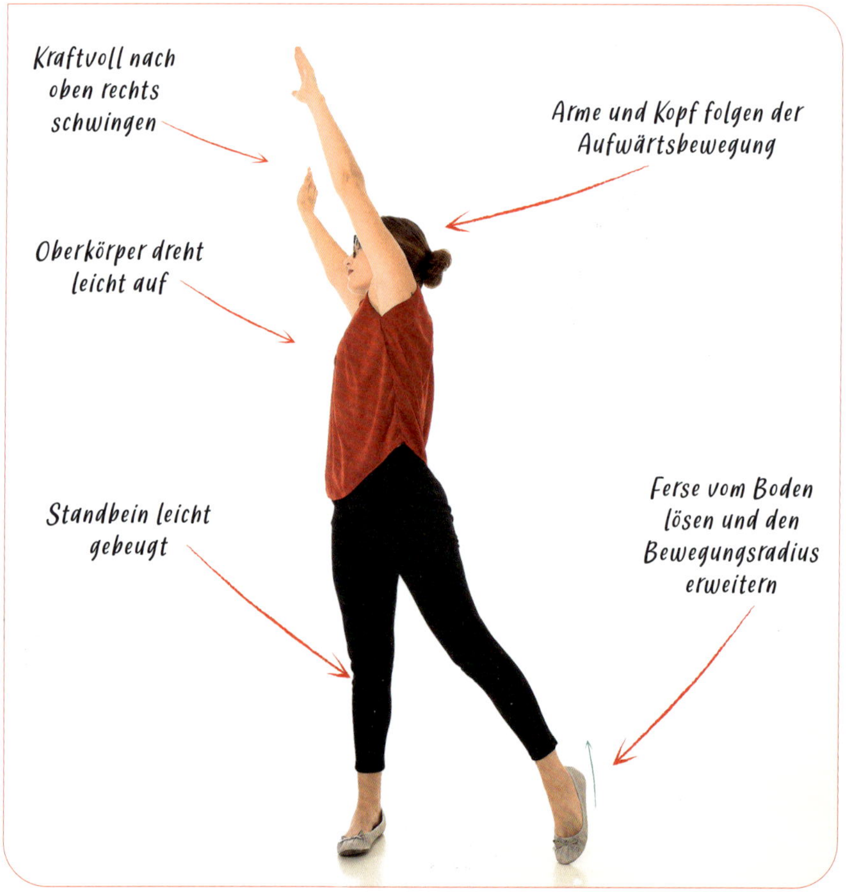

Das bringt's: Das dynamische Herausfedern aus der halben Kniebeuge aktiviert myofasziale Strukturen und spricht große Muskelgruppen an.

Tipp: Führen Sie die Übungsabfolge zunehmend dynamischer durch. Drehen Sie auch den Oberkörper bewusst mit. Federn Sie kraftvoll, um die Arme noch weiter nach oben zu strecken.

Rückkehr: Kommen Sie abschließend in den aufrechten Stand zurück. Beruhigen Sie Ihren Atem und spüren Sie der Kräftigung nach.

Beine twisten

1 Stellen Sie sich aufrecht mit nahezu geschlossenen Füßen hin. Führen Sie für einige Atemzüge kleine, rotierende Sprünge auf den Fußballen durch. Die Arme schwingen gegengleich vor dem Körper auf Brusthöhe mit.

2 Wiederholen Sie die Twist-Bewegungen und steigern Sie für einige Atemzüge die Rotationsgeschwindigkeit. Dabei kleinere Sprünge durchführen.

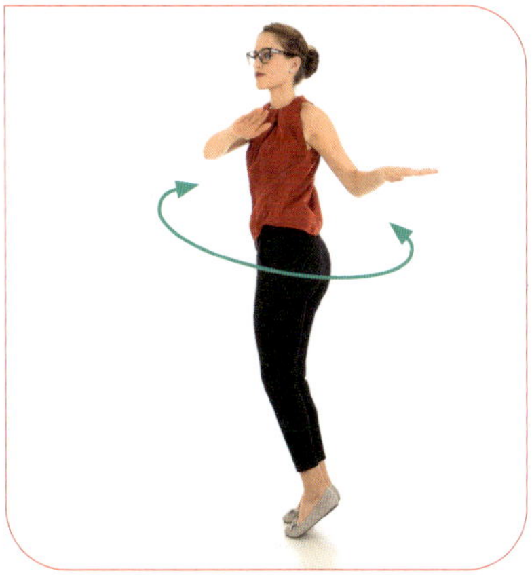

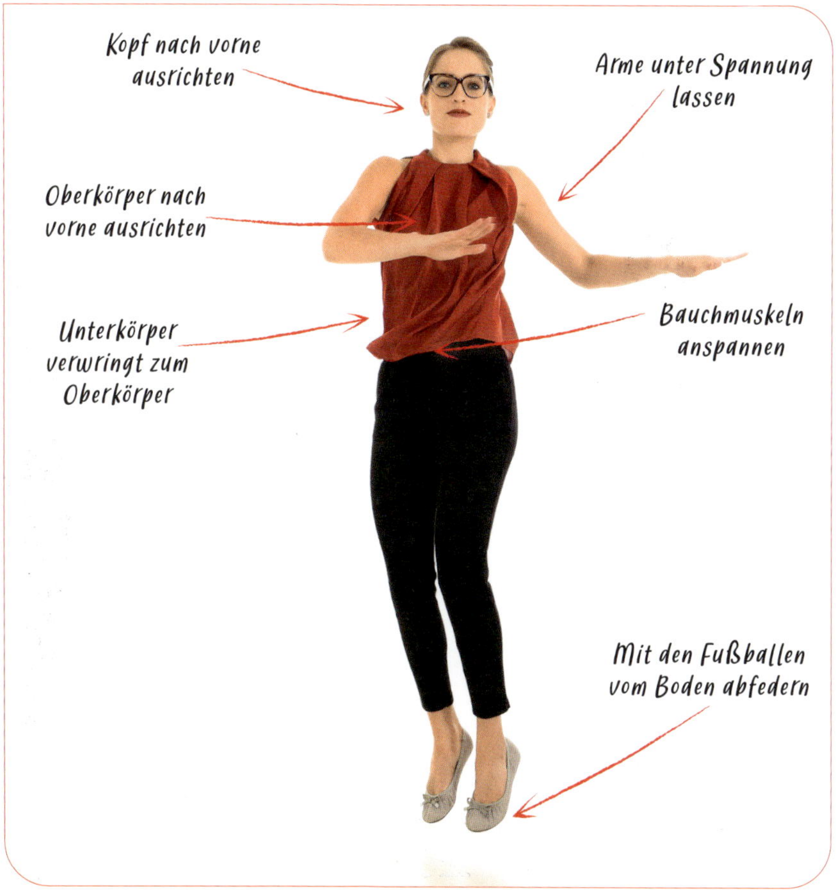

Das bringt's: Mithilfe des dynamischen Verwringens werden die Spirallinien in die Länge gezogen.

Tipp: Achten Sie darauf, dass Sie Ihre persönliche Wohlfühlgrenze nicht überschreiten. Lassen Sie während des Übens Ihre Atmung fließen.

Rückkehr: Stellen Sie sich abschließend aufrecht hin und spüren Sie nach.

Arme seitwärts fliegen lassen

1 Positionieren Sie im aufrechten Stand die Arme rechts-oben seitlich des Kopfes. Der rechte Arm ist durchgestreckt, der linke leicht gebeugt. Schwingen Sie in einem Halbkreis die Arme mehrmals vor dem Körper von rechts-oben nach links-oben und zurück.

2 Führen Sie das Armpendeln fort. Werden Sie zunehmend dynamischer; gehen Sie bei jedem Schwung in die Knie und lösen Sie die Ferse des diagonalen Beins vom Boden.

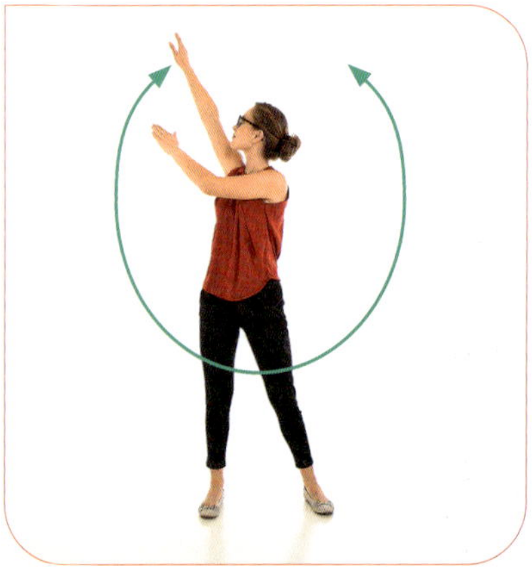

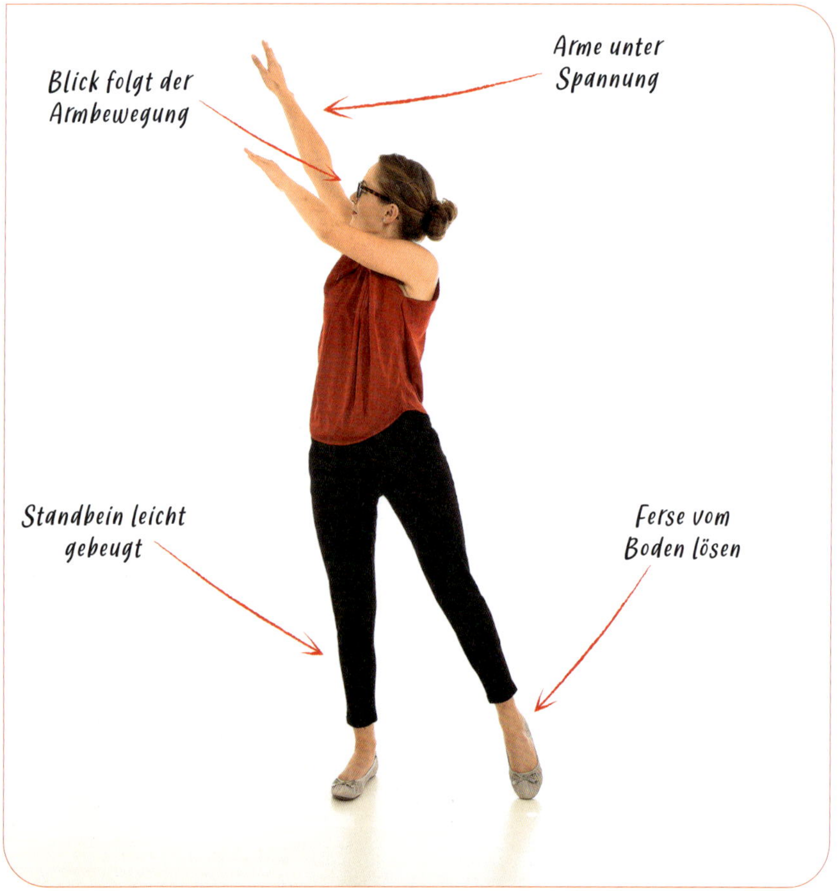

Das bringt's: Das Schwingen der Arme mit großer Bewegungsamplitude und größtmöglicher Rotation führt zu einer Mobilisierung der Spirallinien.

Tipp: Ein Arm ist immer gestreckt, der andere gebeugt. Verringern Sie zum Schluss über mehrere Atemzüge langsam die Intensität. Achten Sie auf eine gleichmäßige Atmung.

Rückkehr: Kommen Sie in den aufrechten Stand zurück und spüren Sie der Pendelbewegung nach.

Spirallinien erspüren

1 Legen Sie die Hände seitlich auf Ihr Becken. Bewegen Sie mit geschlossenen Augen das Becken nach vorne und nach hinten. Achten Sie dabei auf kleinste Bewegungseinschränkungen.

2 Führen Sie das Becken seitlich nach links und nach rechts. Achten Sie auch hier auf kleinste Einschränkungen.

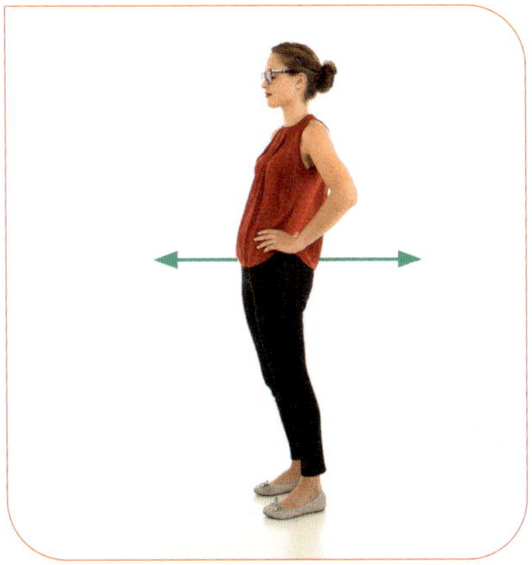

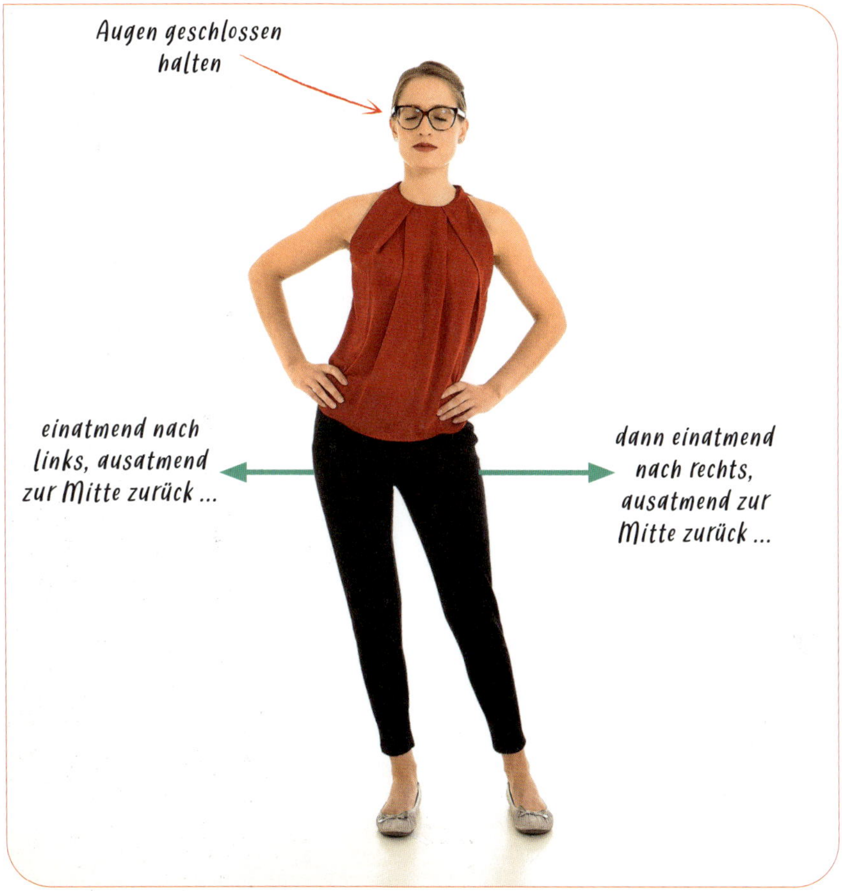

Das bringt's: Entschleunigte Beckenbewegungen helfen, aktiv in die Schnittstelle zwischen der oberen und unteren Hälfte der Spirallinien hineinzuspüren.

Tipp: Ihr Oberkörper sollte sich nicht bewegen, sondern nur das Becken. Welche Bewegungen fallen Ihnen besonders leicht? Welche weniger?

Rückkehr: Spüren Sie den Bewegungen nach und machen Sie sich etwaige Bewegungseinschränkungen bewusst. Dann öffnen Sie wieder die Augen.

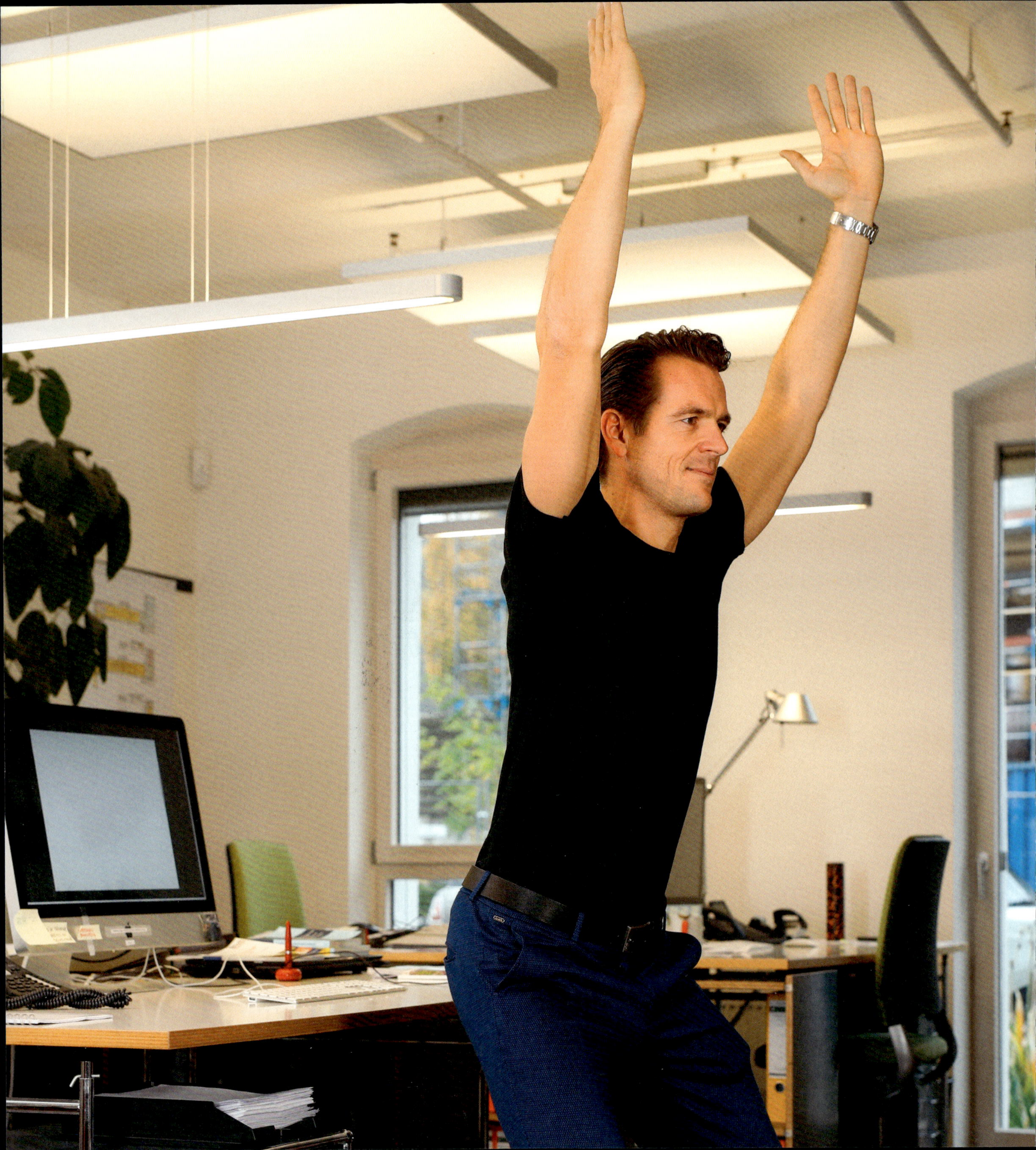

Faszientraining für die Rückenlinien

Schmerzen im Rücken durch langandauernde Schreibtischarbeiten in gekrümmter Haltung, Spannungskopfschmerzen und Migräne durch häufig nach vorne geneigte Kopfhaltungen, Verkürzung der rückseitigen Oberschenkelmuskulatur, Fehlbelastungen an den Füßen durch falsche Gangmuster, Fersenspornentwicklung ... Alles gute Gründe, Ihre Rückenlinien zu aktivieren und zu trainieren!

Die Rückenlinien kurz erklärt

Die Rückenlinien verlaufen rückseitig von den Fußsohlen bis über den Kopf. Sie halten den Körper in der Streckung und sorgen so für einen aufrechten Stand. Zudem schützen sie wie ein Panzer den gesamten Rücken mit der Wirbelsäule und den Organen.

Die »Oberflächlichen Rückenlinien« (ORL) verlaufen kontinuierlich entlang der linken und rechten rückseitigen Körperhälfte von der Fußsohle über die Rückenstrecker bis zu den Augenbrauen (Seite 63, Bild 1 & 2). Tief verlaufende Rückenlinien existieren laut anatomischer Untersuchungen nicht. In vereinzelten Körperbereichen kommen zwar tiefere myofasziale Schichten vor, aber es besteht keine Kontinuität wie bei den ORL.

Der untere Teil der ORL reicht von den Fußsohlen über die Achillessehnen und Wadenmuskeln bis zu den Knien. Nur wenn diese nahezu gestreckt sind, können die ORL über den ganzen Körper hinweg aktiviert werden. Über den Knien gehen die ORL in den oberen Teil über und führen von der Muskulatur der Oberschenkelrückseiten in die Muskelstränge der Rückenstrecker zu den Nackenmuskeln und über das Stirnbein zu den Augenbrauen.

Die ORL fungieren als Protektor für die gesamte Körperrückseite, sie schützen Wirbelsäule und Organe. Eine weitere Hauptaufgabe besteht darin, den Körper aufrecht zu halten und Bewegungen auf der Sagittalebene, das heißt nach vorne und hinten, zu ermöglichen. Wenn das Kind den aufrechten Gang erlernt, verkürzen sich die ORL. Kommt es im Verlauf des Lebens durch physische und psychische Belastungen zu übermäßigen muskulären Verkürzungen, resultiert daraus eine Überstreckung (Hyperextension) des Körpers. Diese Dysbalance ruft Fehlfunktionen hervor.

Da die ORL im Ganzen bei möglichst gestreckten Knien stimuliert werden können – bei angewinkelten Knien existiert keine langkettige Einheit –, kann zum einen eine funktionelle Untergliederung in einen oberen und unteren Abschnitt vorgenommen werden. Zum anderen ist zu berücksichtigen, dass die ORL beidseitig verlaufen, demnach sind Ungleichgewichte zwischen den beiden Seiten möglich.

Kompensationsmuster bei den unteren ORL sind: Einschränkungen des Sprunggelenks bei der Beugung der Zehen Richtung Schienbein,

Überstreckung der Knie, Verkürzung der rückseitigen Oberschenkelmuskulatur oder Verschiebung des Beckens nach vorne. Um die volle Funktionsfähigkeit der ORL zu erhalten, können neben spezifischen Übungen, die das Programm »Faszien low intensity« für die Rückenlinien bereithält, schon einfache und kurze Bewegungssequenzen im Laufe des Alltags Abhilfe verschaffen.

Auch kann es bei Fehlbelastungen der Plantarfaszie, die Ferse und Fußballen verbindet, zu einer Verknöcherung am Fersenbein kommen (Fersensporn). Dies kommt häufig beim Joggen vor (Vorfußlaufen). Das Tragen von Schuhen mit hohen Absätzen stellt einen erhöhten Risikofaktor dar. Aber auch eine Haglund-Ferse – ein Sonderfall des Fersensporns – kann sich ergeben. Hier wird ein Überbein am hinteren oberen Fersenbeineck im Bereich des Achillessehnen-Ansatzes sichtbar, wodurch die Sehne schmerzt.

Bei den oberen ORL können seitliche Wirbelsäulenverdrehungen (skoliotische Haltungen), Rundrücken sowie eine überstreckte Oberkörperhaltung nach hinten vorkommen, da Extensoren und Flexoren auf der Körperrück- und -vorderseite unterschiedlich stark ausgeprägt sind. Dabei treten Rückenschmerzen am häufigsten in der Lendenwirbelsäule auf, aber auch die Brustwirbelsäule und der Nacken leiden unter lang andauernder Schreibtischarbeit in gekrümmter Haltung. Einseitige Körperbelastungen wie etwa das Tragen einer schweren Einkaufstasche, aber auch psychische Belastungen, führen dazu, dass der Körper aus dem Lot gerät.

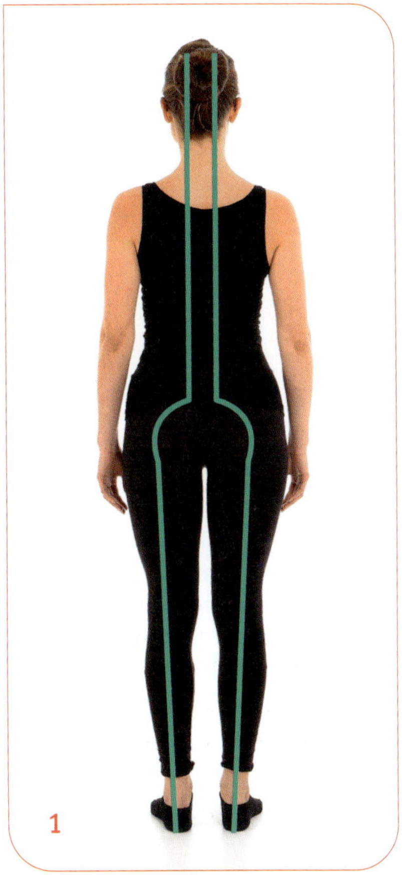
1

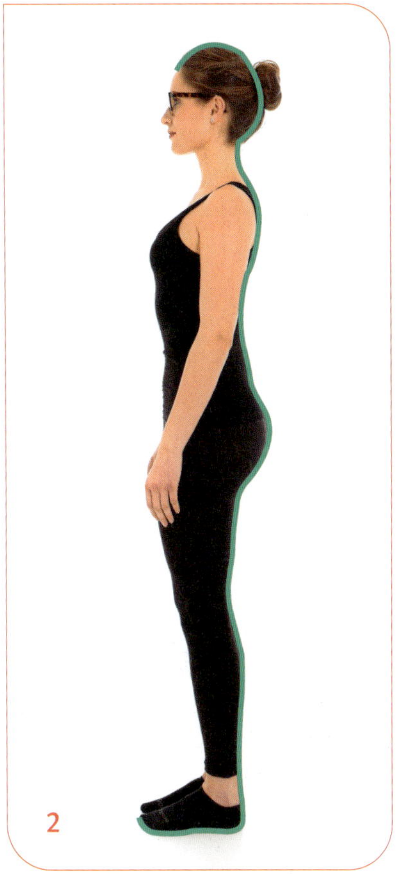
2

Dies bedeutet, dass z. B. ein schiefer Stand Überstreckungen der Halswirbelsäule unterhalb des Hinterhaupts provoziert, wodurch sich der Kopf nicht mehr im Lot mit der Körperachse befindet. Dies kann z. B. Nacken- und Kopfschmerzen sowie ein Steifheitsgefühl hervorrufen und ist allgemein als Halswirbelsäulensyndrom bekannt.

Testen Sie Ihre Rückenlinien

Mit dem Rückenlinien-Test wird die Beweglichkeit der gesamten Rückenlinien, also der Brustwirbel- und Lendenwirbelsäule sowie rückseitigen Oberschenkelmuskulatur und deren faszialen Strukturen überprüft.

Grundstellung: Stehen Sie aufrecht und hüftbreit. Die Knie sind gestreckt. Die Füße stehen parallel nebeneinander, sodass die Fußspitzen nach vorne zeigen.

Durchführung:

- Wenn Sie die Grundstellung eingenommen haben, beugen Sie den Oberkörper langsam Wirbel für Wirbel zum Boden, während die Hände entlang der Oberschenkel zu den Füßen wandern. Ihre Knie bleiben gestreckt.
- Sobald Sie ein Ziehen im unteren Rücken oder in der Beinrückseite verspüren, stoppen Sie die Bewegung. Lassen Sie die Arme herabhängen. Führen Sie in dieser Position keine ruckartigen Bewegungen der Arme zum Boden aus, um ein für Sie gültiges Testergebnis zu erhalten.
- Merken Sie sich den Abstand zwischen Boden und Fingerspitzen anhand eines Körperteils, wie zum Beispiel »Knöchel«, oder ob Sie mit den Fingerspitzen oder Handflächen den Boden berühren können.
- Dann richten Sie den Oberkörper langsam Wirbel für Wirbel wieder auf und kommen in den aufrechten Stand zurück.
- Vergleichen Sie abschließend das von Ihnen erzielte Ergebnis mit der links stehenden Prüfampel.

rot	**Achtung!** Besteht ein deutlicher Abstand zwischen Fingerspitzen und Boden, sollten Sie die Funktionalität der RL mithilfe der Übungen gezielt verbessern.
gelb	**Vorsicht!** Sie können mit den Fingerspitzen gerade so den Boden berühren, aber verspüren dabei einen starken Zug im unteren Rücken, in den Beinrückseiten und in den Waden. Führen Sie unser Programm in regelmäßigen Abständen immer wieder durch.
grün	**Weiter so!** Sie können annähernd mit den Handflächen den Boden berühren. Es liegen keine Einschränkungen der Funktionalität Ihrer RL vor. Bauen Sie präventiv Übungen für die RL in Ihren (Trainings-)Alltag ein.

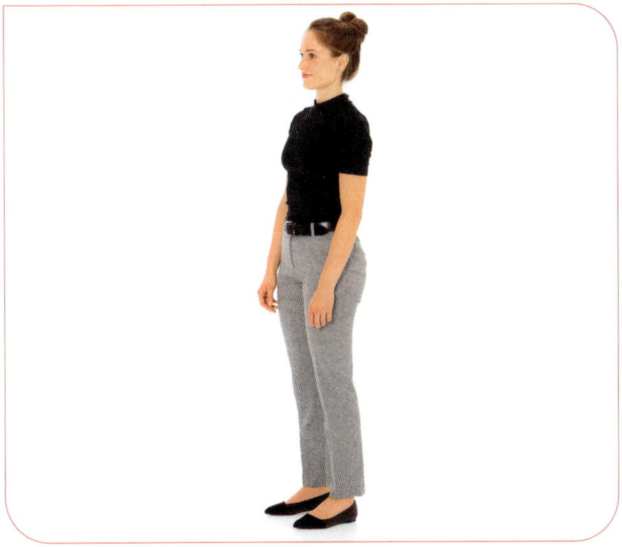

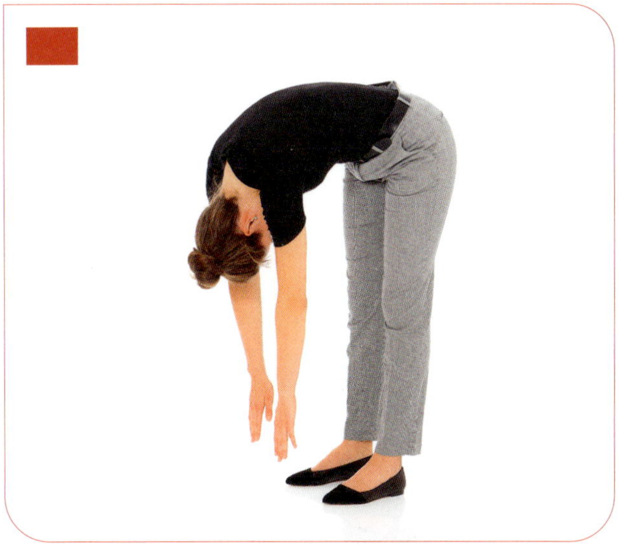

Grundstellung

Programm und einzelne Übungen oft durchführen!

Programm und einzelne Übungen immer wieder durchführen!

Programm und einzelne Übungen gelegentlich durchführen!

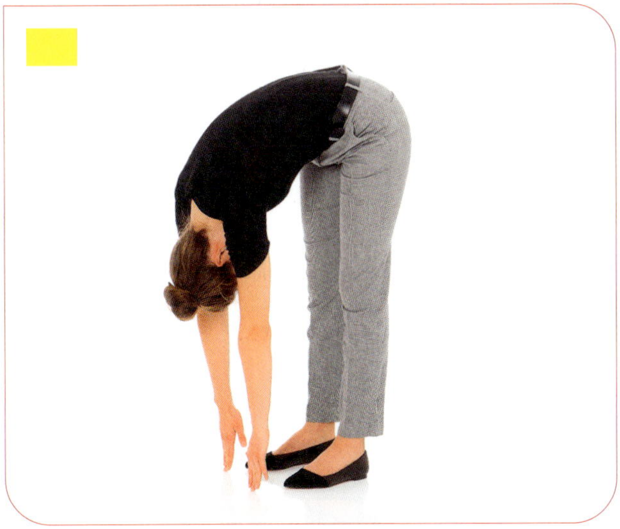

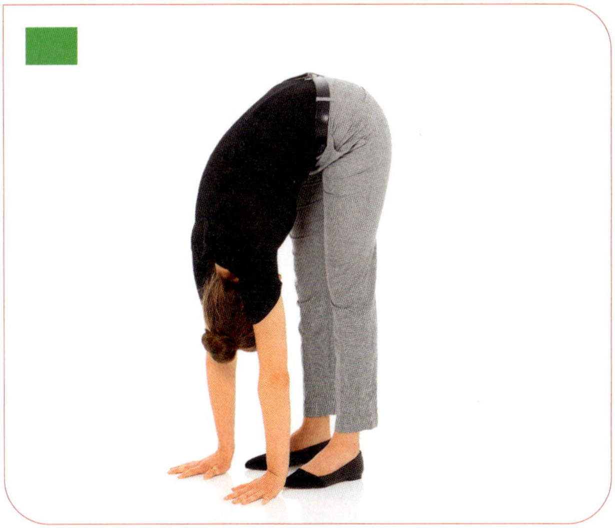

Das Programm kurz erklärt

Das Rückenlinien-Programm hat eine Übungszeit von bis zu 21 Minuten. Es lebt vom Wechselspiel aus Beugungen und Streckungen. Zudem stimulieren Gleichgewichtsübungen mit dynamischen Aktionen die »Oberflächlichen Rückenlinien « (ORL).

Zunächst spüren Sie beim »Rückenlinien-Scan« bewusst Wirbel für Wirbel in Ihre Körperrückseite. Bei den Mobilisationsübungen erwärmen Sie durch das »Körper schwingen« behutsam die myofaszialen Strukturen. Das »Beine wippen« schult Ihre Konzentration und Tiefensensibilität, mit welcher der Körper das Gehirn über den Zustand von Gelenken, Muskeln und Sehnen informiert. Die fasziale Dehnungsübung »Durch die Beine federn« dehnt die gesamten Rückenlinien und löst Verspannungen im unteren Rücken. Beim »Rückenstrecker dehnen« lenken Sie die Aufmerksamkeit auf den restlichen Verlauf Ihrer RL. Das »Rücken kräftigen« stärkt die Muskulatur der Lenden- und Brustwirbelsäule. Mit dem »Beinrückseite aktivieren« fördern Sie die elastische Speicherkapazität Ihrer unteren Rückenlinien. Das »Oberkörper pendeln« lässt das Training schwungvoll ausklingen. Beim »Rückenlinien erspüren« nehmen Sie nochmals den aufgerichteten Körper wahr und spüren in die RL hinein.

Ziele	Übungen	Dauer
Wahrnehmung	1. Rückenlinien-Scan	bis 3 Min.
Mobilisation	2. Körper schwingen	bis 2 Min
	3. Beine wippen	bis 2 Min
Fasziales Dehnen	4. Durch die Beine federn	bis 2 Min.
	5. Rückenstrecker dehnen	bis 2 Min.
Tonisieren	6. Rücken kräftigen	bis 3 Min.
Federn & Schwingen	7. Beinrückseite aktivieren	bis 2 Min
	8. Oberkörper pendeln	bis 2 Min
Focusing	9. Rückenlinien erspüren	bis 3 Min.
Mini-Workout	Übungen 2, 3, 5, 6, 8	bis 11 Min.

Rückenlinien-Scan

1 Stehen Sie in einem hüftbreiten und aufrechten Stand. Schließen Sie die Augen und führen Sie einatmend die Arme über den Kopf. Machen Sie sich so groß wie möglich und atmen Sie dabei mehrmals bewusst ein und aus.

2 Nun kommen Sie ausatmend Wirbel für Wirbel, von der Halswirbelsäule beginnend, in die Vorbeuge. Die Knie können dabei leicht gebeugt sein. Nehmen Sie mehrere Atemzüge und sacken Sie mit jedem Ausatmen noch etwas mehr zum Boden.

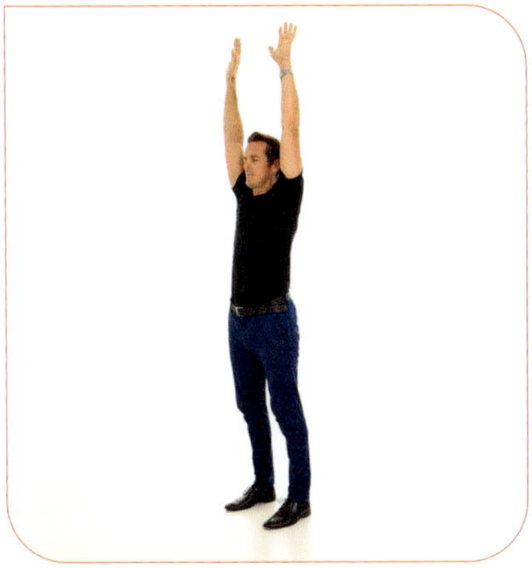

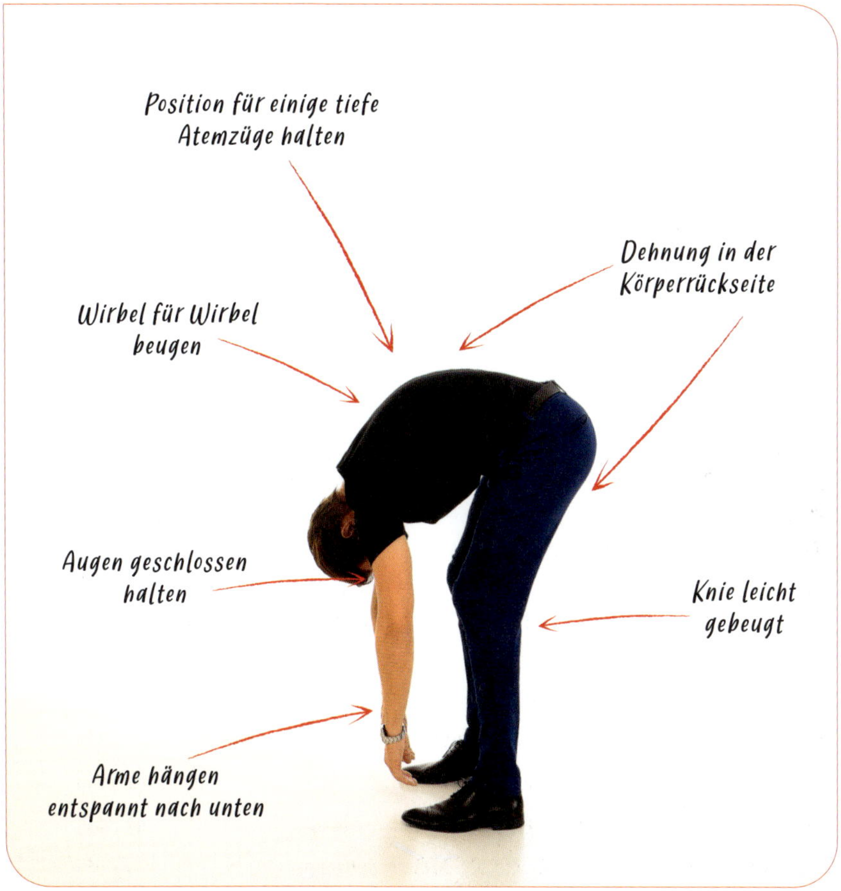

Das bringt's: Der Kontrast zwischen gespannter Körperstreckung und anschließender entspannter Körperbeugung hilft, in muskuläre und fasziale Strukturen der Körperrückseite hineinzuspüren.

Tipp: Nehmen Sie in der Vorbeuge über mehrere Atemzüge hinweg wahr, wie sich der Oberkörper mit jedem Atemzug lockert und mehr und mehr entspannt.

Rückkehr: Kehren Sie den aufrechten Stand zurück. Spüren Sie für einige Atemzüge in die gesamte Rückenlinie hinein. Stellen Sie sich deren Verlauf bildlich vor.

Körper schwingen

1 Schwingen Sie im Stand die Arme vor und zurück und federn Sie in den Knien nach. Dann gehen Sie zunehmend in die Knie und schwingen nach unten-rückwärts, schwingen Sie die Arme bis über den Kopf und kommen Sie in die Streckung.

2 Werden Sie zunehmend dynamischer, indem Sie Ihre Bewegungsweite erhöhen und dabei auf die Fußballen kommen.

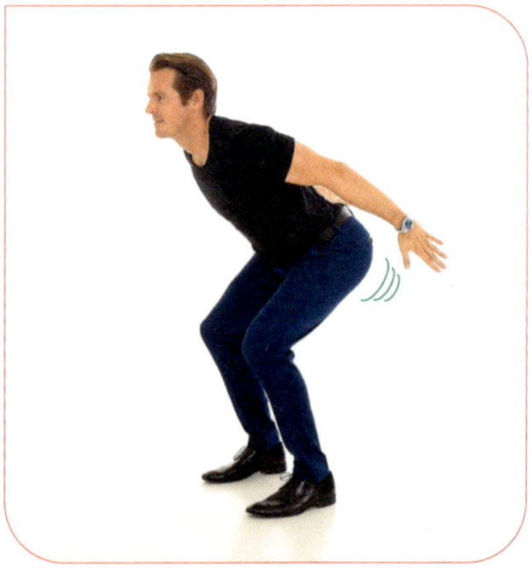

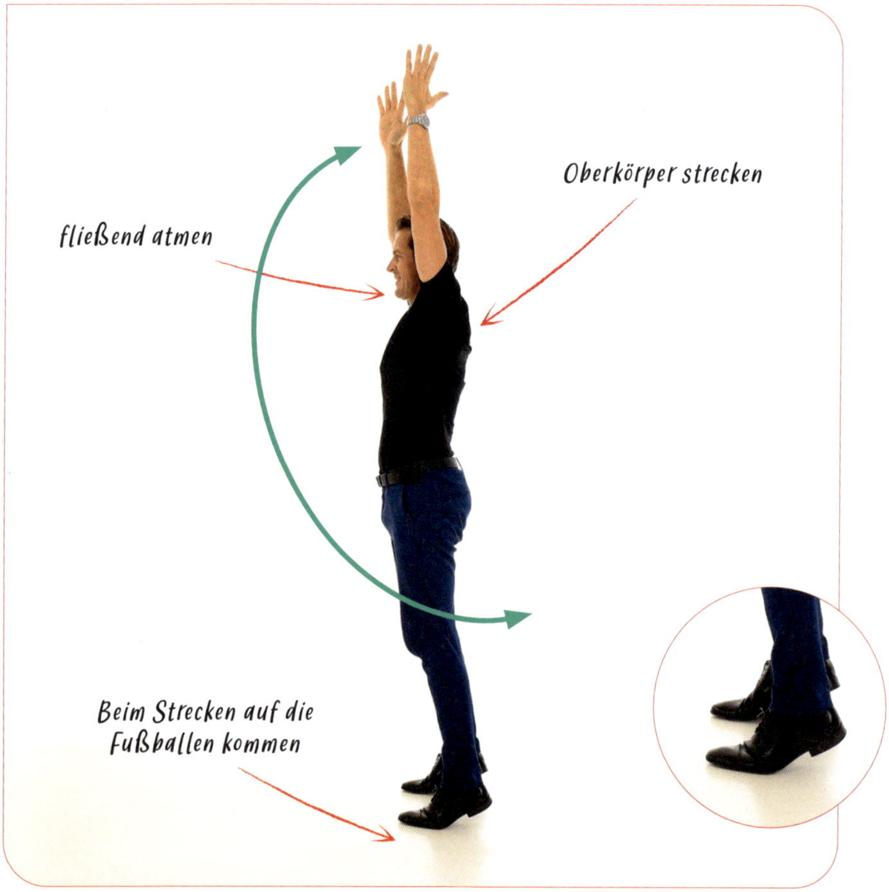

Das bringt's: Schwingen und Federn nach vorne und hinten aktivieren die myofaszialen Strukturen entlang der Rückenlinien. Die Gelenke werden mobilisiert, das Herz-Kreislauf-System angeregt.

Tipp: Atmen Sie aus, wenn Sie in die Knie gehen. Dabei sollten Sie Ihren Oberkörper möglichst gerade halten und ein Hohlkreuz vermeiden. Atmen Sie ein, wenn Sie in die Streckung gehen.

Rückkehr: Verringern Sie langsam die Bewegungsamplitude Ihrer Arme bis zum Stillstand und kehren Sie in den aufrechten Stand zurück.

Beine wippen

1 Stehen Sie hüftbreit und aufrecht. Verlagern Sie einatmend das Gewicht auf die Fußballen und heben Sie die Fersen vom Boden ab. Wippen Sie ausatmend auf die Fersen, dabei die Arme gegengleich mitführen.

2 Die Bewegung kraftvoller werden lassen und in eine fließende Wippbewegung übergehen, bis Sie bei der Vorwärtsbewegung flach vom Boden abspringen. Möglichst geräuscharm landen.

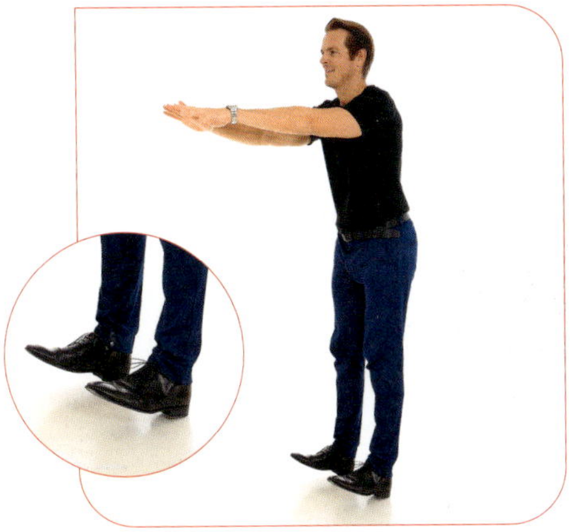

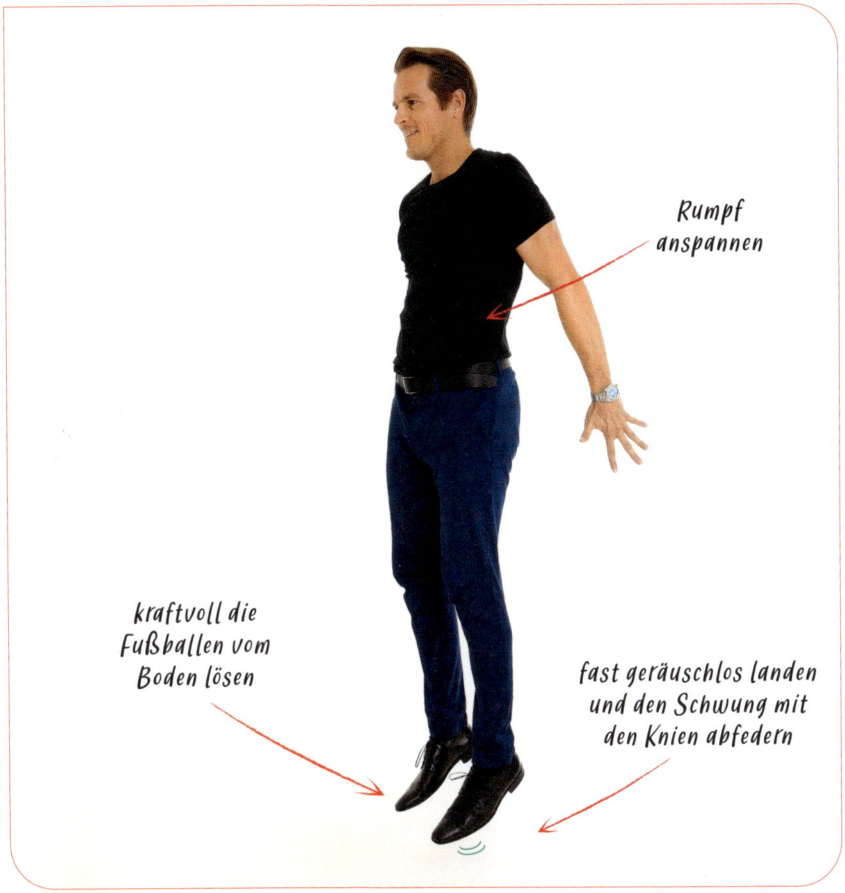

Das bringt's: Die federnde Wippbewegung und das Springen aktivieren das Herz-Kreislauf-System und mobilisieren Schulter- und Sprunggelenke.

Tipp: Versuchen Sie, immer dynamischer zu werden, indem Sie kraftvoll die Fußballen vom Boden lösen und flache Sprünge ausführen.

Rückkehr: Entschleunigen Sie Ihre Wippbewegungen und kommen Sie zurück in den aufrechten Stand. Dann die Beine ausschütteln.

Durch die Beine federn

1 Stehen Sie in der Grätsche. Ausatmend beugen Sie sich langsam Wirbel für Wirbel nach vorn zum Boden. Unten angekommen die Arme hängen lassen und in dieser Position für einige Atemzüge tief ein- und ausatmen.

2 Federn Sie mit den gestreckten Armen für einige Atemzüge nach hinten durch die Beine.

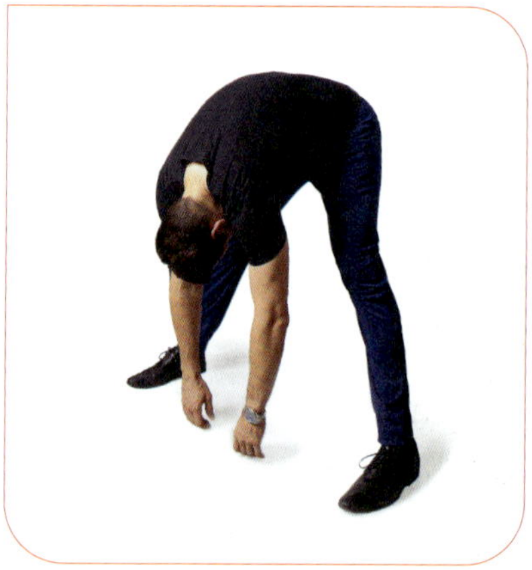

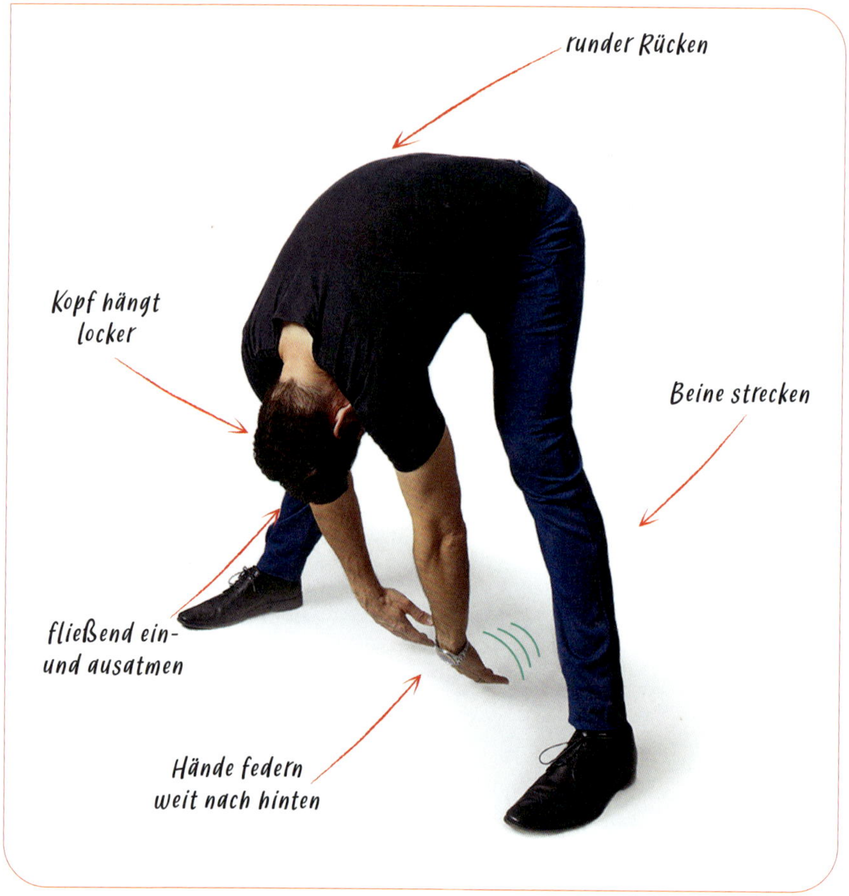

Das bringt's: Die Übung dehnt die gesamte Rückenlinie und löst Verspannungen im unteren Rücken.

Tipp: Mit jedem Ausatmen in Position 1 versuchen Sie, noch ein bisschen näher Richtung Boden zu kommen. Dabei die Arme entspannt nach unten hängen lassen.

Rückkehr: Einatmend kommen Sie Wirbel für Wirbel in den aufrechten Stand zurück. Lösen Sie den breiten Stand auf und spüren Sie der Dehnübung für einige Atemzüge nach.

Rückenstrecker dehnen

1 Stehen Sie schulterbreit und aufrecht. Gehen Sie in die halbe Kniebeuge und führen Sie einatmend die Arme gestreckt nach oben. Dabei den Rücken in die Länge ziehen, als wollten Sie mit den Händen die Decke erreichen. Halten Sie die Position.

2 Intensivieren Sie die Dehnung durch kleine wippende Bewegungen der Hände nach hinten. Atmen Sie dabei fließend weiter.

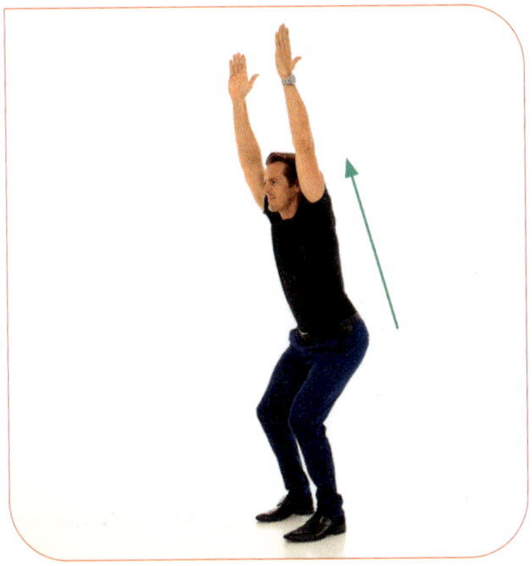

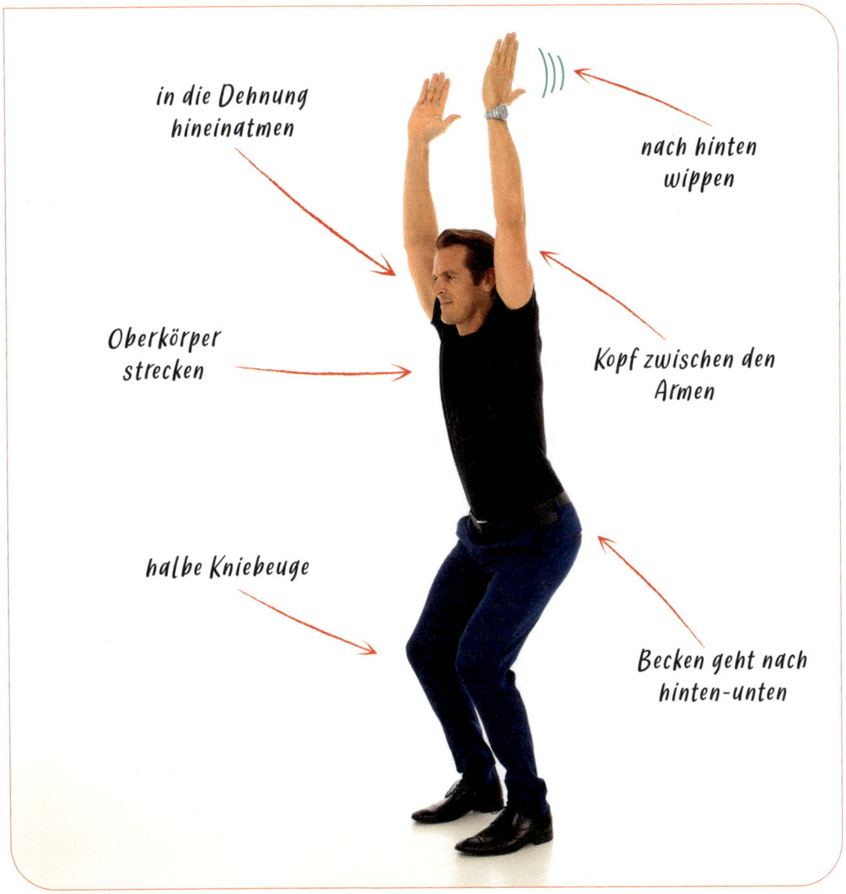

Das bringt's: Die Übung dehnt und kräftigt ganzheitlich die Rückenmuskulatur. Zugleich werden das Becken mobilisiert und die Beinmuskulatur aktiviert.

Tipp: Vermeiden Sie bei den Wippbewegungen nach hinten ein Hohlkreuz.

Rückkehr: Lösen Sie ausatmend die Spannung behutsam auf und kommen Sie in den aufrechten Stand zurück. Dann der Übung nachspüren.

Rücken kräftigen

1 Stehen Sie hüftbreit und aufrecht. Ober- und Unterarme bilden einen 90°-Winkel, die Unterarme zeigen nach oben. Den Rücken leicht anspannen und die Schulterblätter unter Spannung nach hinten-unten ziehen. Halten Sie die Position für einige Atemzüge.

2 Intensivieren Sie die Übung, indem Sie impulsartig mit den Ellenbogen nach hinten-unten wippen.

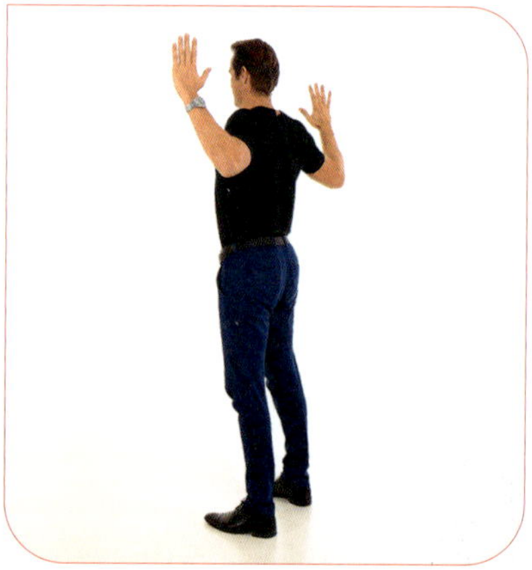

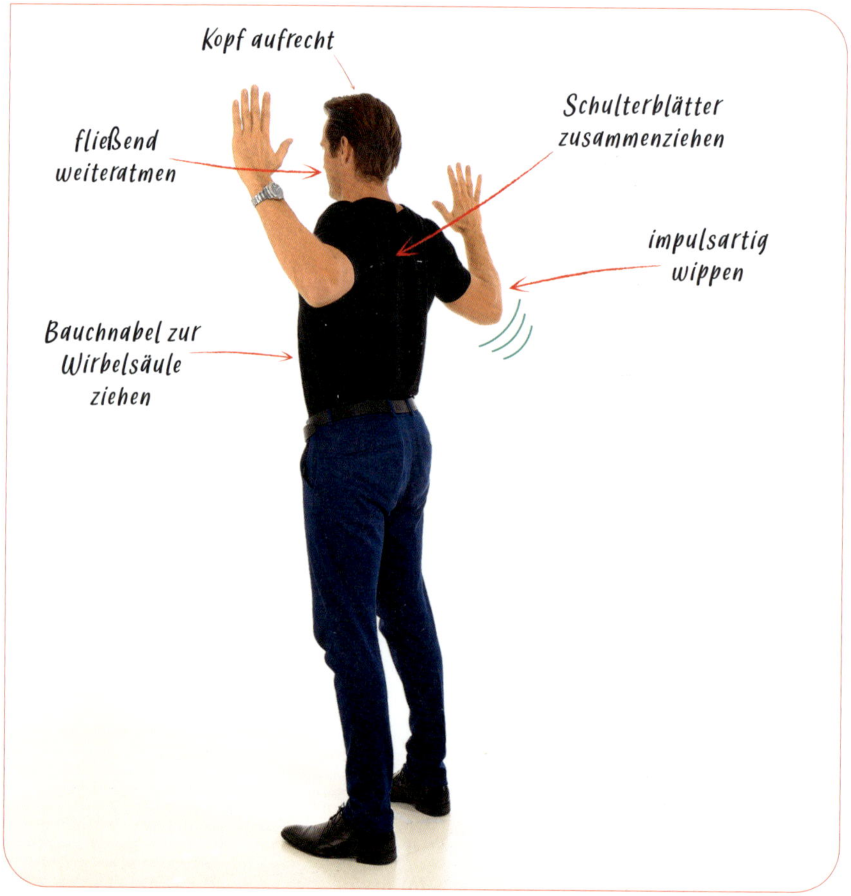

Das bringt's: Die Übung stärkt die myofaszialen Strukturen im Bereich der Brust- und Lendenwirbelsäule. Sie trägt zu einer aufrechten Körperhaltung bei und wirkt dem Rundrücken entgegen.

Tipp: Nehmen Sie wahr, wie sich eine aufrechte Oberkörperposition anfühlt. Entwickelt sich eine angenehme Wärme im Rücken?

Rückkehr: Beenden Sie die Wippbewegungen und lösen Sie die Spannung, indem Sie die Arme senken und locker seitlich neben dem Körper hängen lassen.

Beinrückseite aktivieren

1 Stellen Sie sich hüftbreit hin. Verlagern Sie das Gewicht auf das leicht gebeugte linke Bein. Führen Sie das rechte Bein möglichst gestreckt nach hinten, die Fußspitze ziehen Sie dabei an.

2 Wippen Sie dynamisch mit dem Bein für einige Atemzüge nach hinten-oben, ohne die Beinachsen zu verändern. Dann folgt der Beinwechsel.

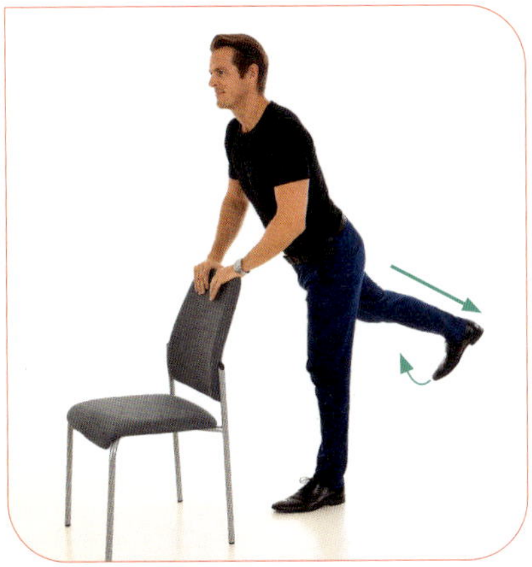

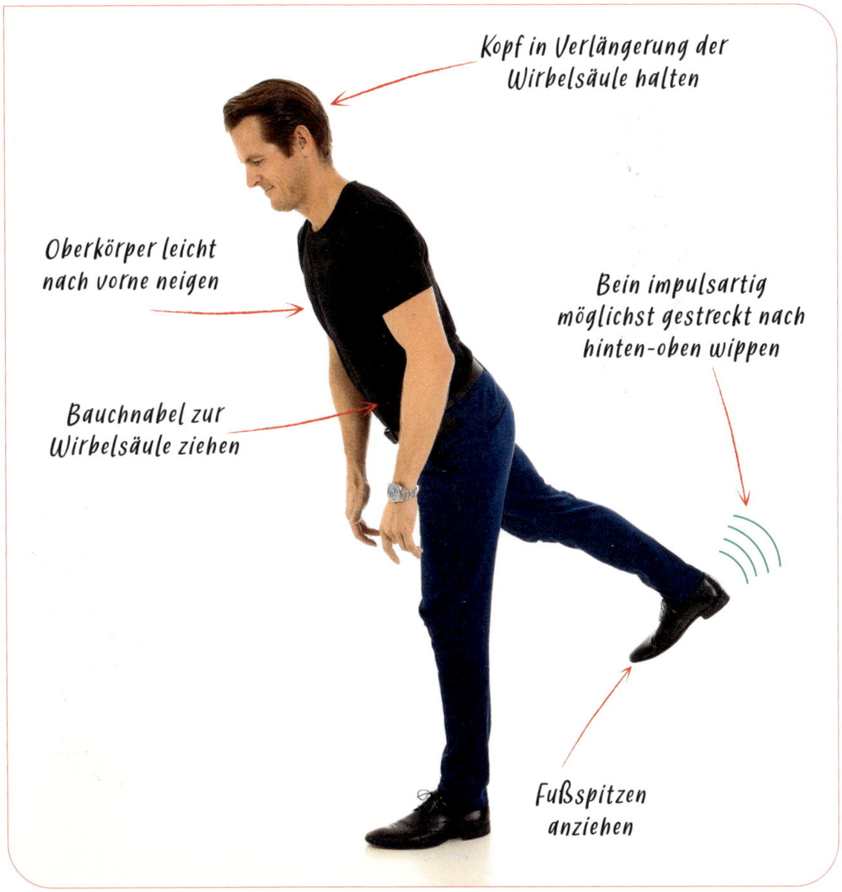

Das bringt's: Die elastische Speicherfähigkeit der Rückenlinienfaszien wird gesteigert. Gesäßmuskulatur, Oberschenkelrückseiten und untere Rückenmuskulatur werden gestärkt.

Tipp: Nutzen Sie bei Bedarf einen Stuhl, um Ihr Gleichgewicht besser zu halten. Ziehen Sie den Bauchnabel zur Wirbelsäule, um den Rumpf zu stabilisieren.

Rückkehr: Kommen Sie wieder in den Stand zurück. Abschließend schütteln Sie beide Beine locker aus. Spüren Sie den federnden Bewegungen nach.

Oberkörper pendeln

1 Gehen Sie in einen mehr als schulterbreiten Stand. Führen Sie einatmend die Arme nach vorne über den Kopf, bis sie gestreckt sind. Dann bringen Sie den Körper in eine Vorspannung, indem Sie den Oberkörper leicht nach hinten neigen.

2 Ausatmend bringen Sie den Oberkörper nach vorne zum Boden, die Arme schwingen an den Beinen vorbei nach hinten-oben. Schwingen Sie einatmend in die Streckung zurück.

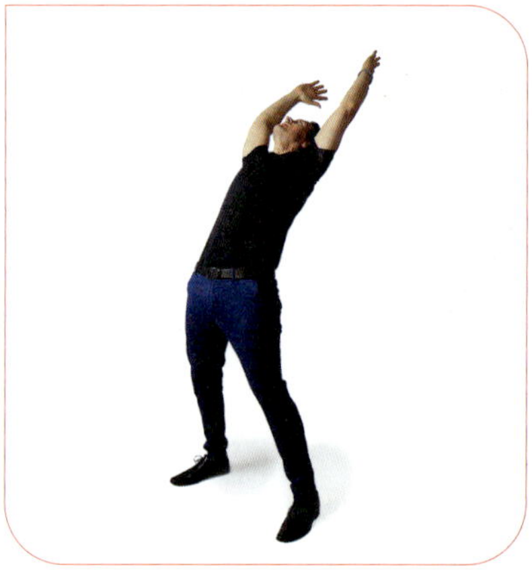

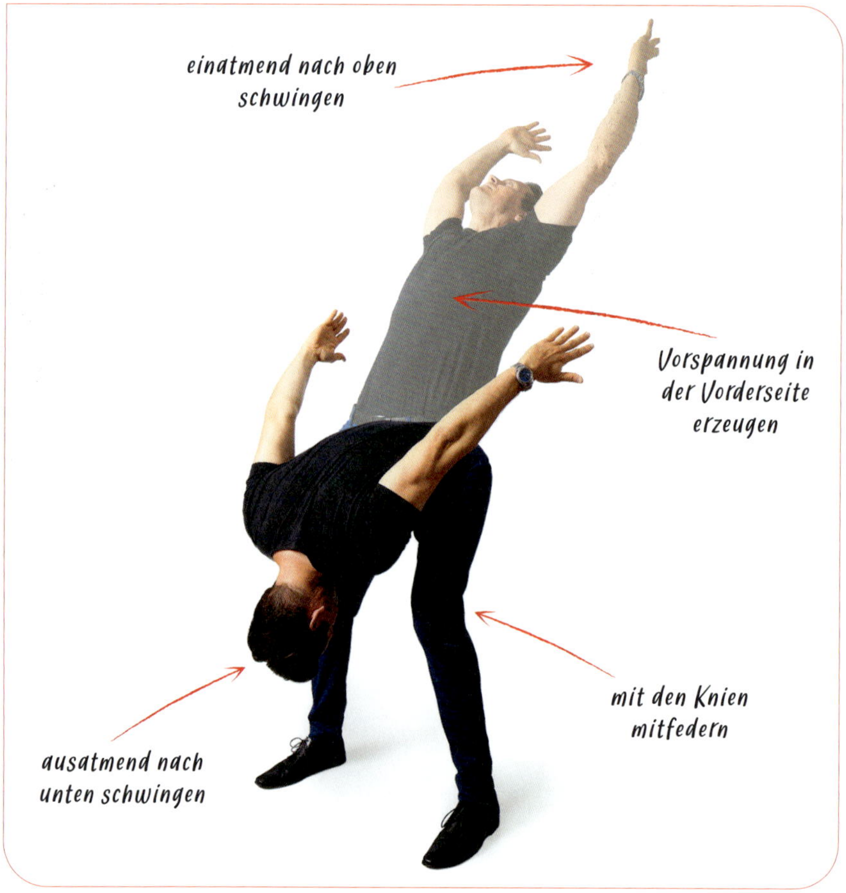

Das bringt's: Die dynamische Übung lockert durch die vorbereitende Gegenbewegung und das elastisch-dynamische Federn die faszialen Strukturen entlang der gesamten Rückenlinien.

Tipp: Führen Sie die fließende Bewegung mehrmals möglichst dynamisch durch. Federn Sie die Bewegung locker mit den Knien ab und nutzen Sie den Katapult-Effekt des Rückschwungs.

Rückkehr: Kommen Sie in den aufrechten Stand zurück. Stehen Sie wieder locker und aufrecht und spüren Sie der Übung für einige Atemzüge nach.

Rückenlinien erspüren

1 Stehen Sie bequem und schließen Sie die Augen. Neigen Sie ausatmend die Schultern nach vorne und lassen Sie den Kopf locker Richtung Brustbein hängen. Dabei bewusst in Rücken und Nacken hineinspüren.

2 Ziehen Sie einatmend die Schultern nach hinten-unten. Die Arme öffnen sich nach vorne, der Kopf folgt der Bewegung. Spüren Sie, wie der Atem langsam und gleichmäßig einströmt.

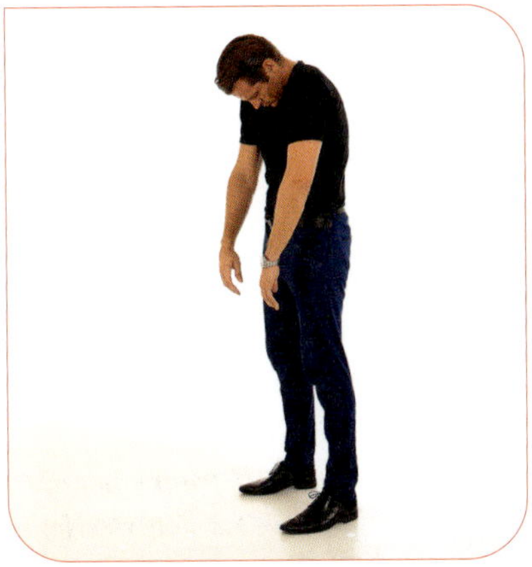

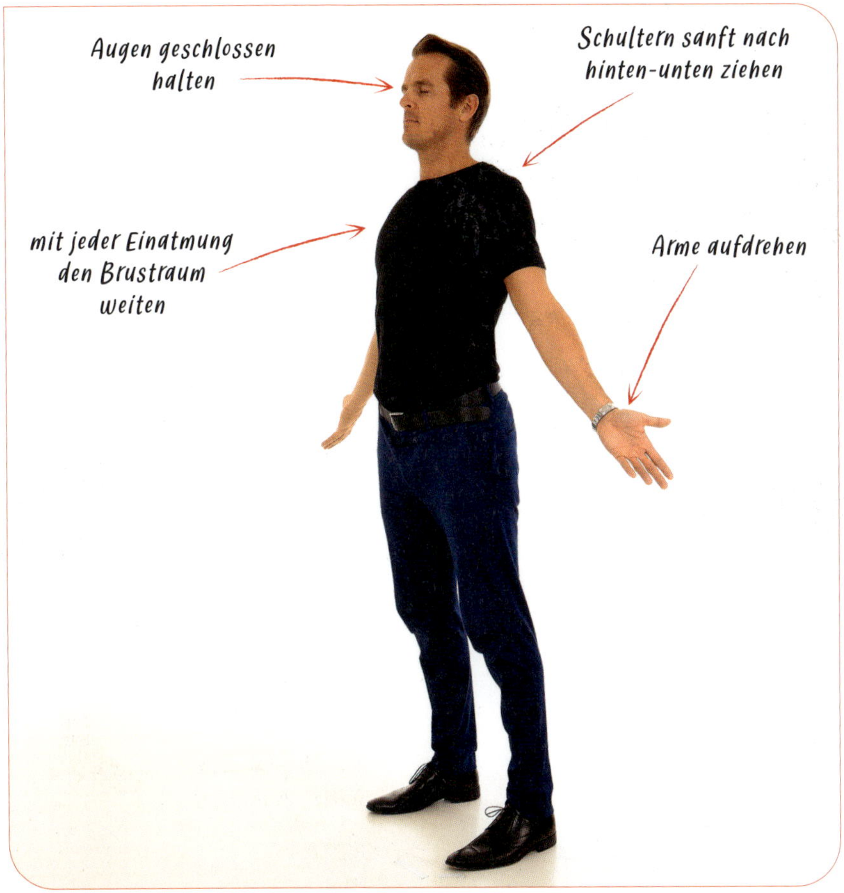

Das bringt's: Die Focusing-Übung lenkt die Konzentration nochmals bewusst auf die oberen Rückenlinien, sodass Sie die wohltuende Wirkung des Rückenlinien-Programms bewusst wahrnehmen.

Tipp: Können Sie in der gekrümmten Haltung die Dehnung in Ihren Rückenfaszien und Muskeln spüren?

Rückkehr: Öffnen Sie die Augen und kehren Sie langsam ins Hier und Jetzt zurück. Recken und strecken Sie sich. Beenden Sie Ihre Übung, indem Sie einmalig die Schultern nach hinten kreisen.

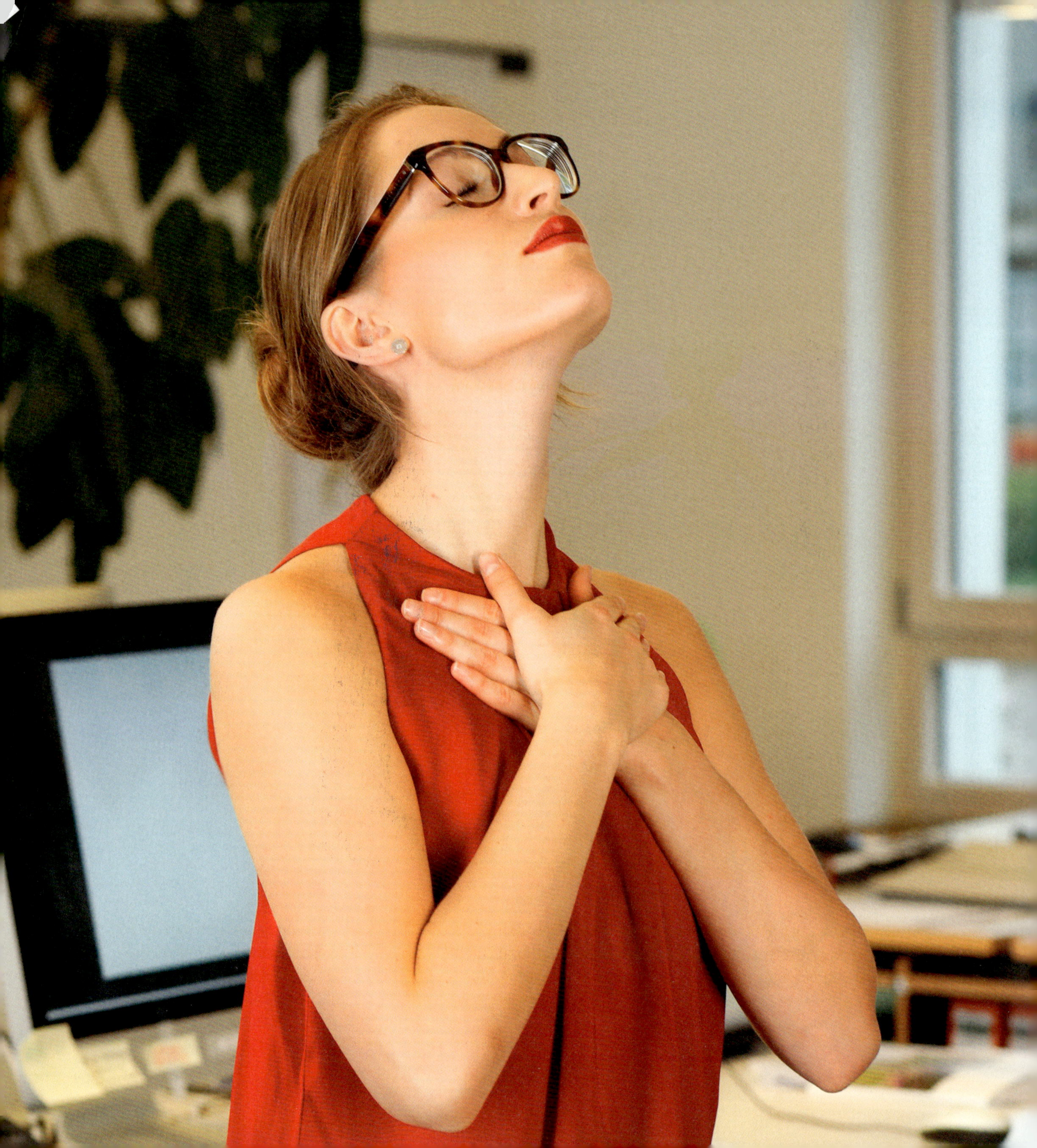

Faszientraining für die Frontallinien

Anspannungszustände in der oberen Körpervorderseite mit Engegefühlen im Brustkorb, Fehlhaltungen aufgrund gekrümmter Sitz- und Schlafgewohnheiten, Rechts-links-Dysbalancen entlang der Körpervorderseite, Verschiebung des Beckens nach vorne, Überstreckung der Knie ... Alles gute Gründe, Ihre Frontallinien zu aktivieren und zu trainieren!

Die Frontallinien kurz erklärt

Die Frontallinien verlaufen entlang der gesamten Körpervorderseite und in der Körpertiefe, von den Füßen bis hinauf zu den Schädelseiten. Als Gegenspieler der Rückenlinien verleihen sie dem Körper Stabilität und schützen den Bauchraum mit seinen Organen.

Die Frontallinien (FL) setzen sich aus oberflächlichen und tief verlaufenden myofaszialen Schichten zusammen. Wir unterscheiden die »Oberflächlichen Frontallinien« (OFL) von den »Tiefen Frontallinien« (TFL):

Die OFL (Seite 79, Bild 1) sind für die Aufrechterhaltung des Gleichgewichts auf der Sagittalebene, d. h. auf der Körperachse nach vorne und hinten, aber auch für das Beugen des Rumpfes, der Hüften und der Füße verantwortlich. Ebenso sorgen sie für durchgestreckte Knie und damit für eine aufrechte Körperhaltung.

Der untere Teil der OFL entspringt an den Zehen und wandert über die Schienbeinmuskulatur, die Knie und die vordere Oberschenkelmuskulatur bis zum Becken. Von dort verläuft der obere Teil der OFL entlang der Bauchmuskulatur zum Brustkorb und weiter bis zu den Schädelseiten.

Die TFL (Seite 79, Bild 2) stellen weniger eine Kette, sondern mehr einen Schlauch dar. Sie wandern von der Fußsohle über die Rückseite der Unterschenkelknochen und der Knie zur Innenseite der Oberschenkel. Von dort zieht je ein Strang vorder- und rückseitig über das Becken in Richtung Lendenwirbelsäule (LWS). Dort durchdringen sie den Bauchraum (Seite 79, Bild 3) und bieten den Bauchorganen Schutz. Sie enden an der Unterseite des Gesichts- und Gehirnschädels. Die TFL sind wie ein dreidimensionaler Raum, der dem Körper Stabilität verleiht.

Die TFL ergänzen das Zusammenspiel aus den OFL und den Rückenlinien im Rumpf und Halsbereich. Sie helfen besonders beim Ausbalancieren des Kopfes und bilden den myofaszialen Kern des Körpers. Es gibt praktisch keine Bewegung, die nicht von den TFL beeinflusst wird. Zudem sorgen sie für eine Verbindung zwischen Atem- und Gehrhythmus: Zu den spezifischen Aufgaben der TFL zählen die Hüftadduktion und die Atemwelle des Zwerchfells.

Routinemäßig über mehrere Stunden eingenommene »ge-

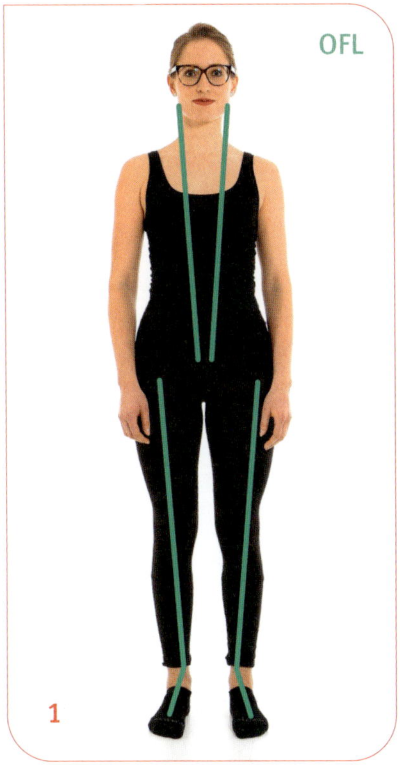

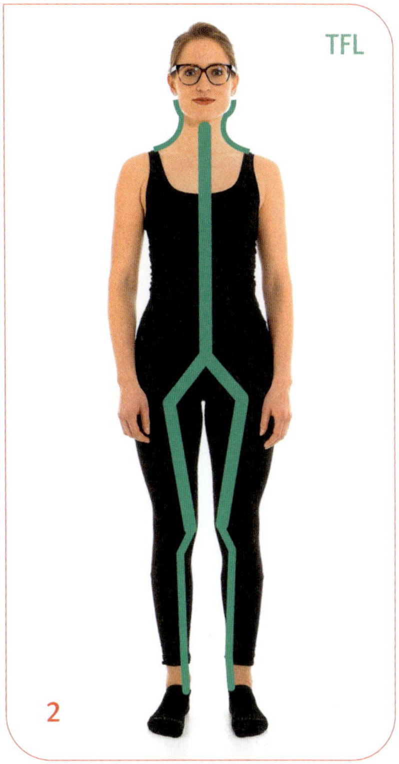

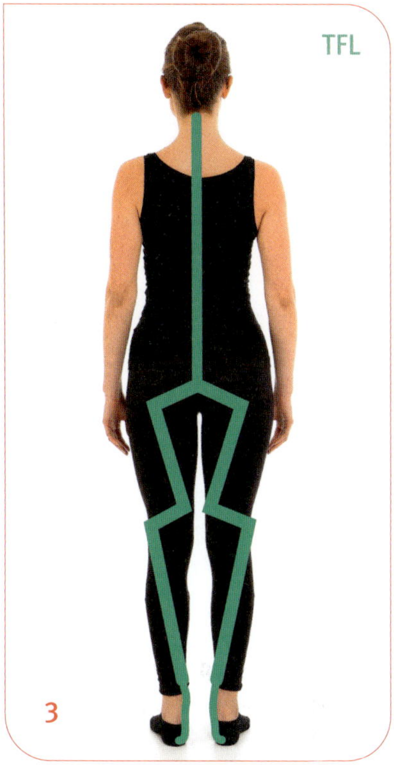

krümmte« Sitz-, aber auch Schlafgewohnheiten (»Häschenhaltung«) bewirken Dysbalancen zwischen den oberflächlichen Rückenlinien (ORL) und den Frontallinien (FL). Hieraus entwickeln sich schließlich Fehlhaltungen. Es kann aber auch zu Dysbalancen entlang der FL kommen. Da die FL sowohl links als auch rechts der Körpermitte verlaufen, lassen sich oftmals Rechts-links-Unterschiede feststellen. Für eine ganzheitliche Behandlung ist es sinnvoll, solche Asymmetrien zu berücksichtigen. Ebenso kann eine Unterteilung in einen oberen und unteren Abschnitt der FL vorgenommen werden.

Bei den unteren FL kann es zu einer limitierten Plantarflexion im Sprunggelenk kommen, was eine vollständige Streckung des Fußes verhindert. Einschränkungen können zu Gehstörungen und in der Folge auch zu Stürzen führen. Eine Überstreckung der Knie und eine Verschiebung des Beckens nach vorne sind ebenso häufig auftretende Kompensationsmuster. Die oberen FL können ursächlich sein für Fehlstellungen der Lendenwirbelsäule, eine verschobene Halswirbelsäule sowie eine eingeschränkte Atmung. Letzteres lässt sich meist an nach vorne geschobenen Schultern erkennen. Daraus resultierende Überlastungen der Nacken- und Kiefermuskulatur, aber auch ein Engegefühl im Brustkorb kann das Wohlbefinden einschränken. Gezielte Übungen zur Öffnung des Brustkorbs helfen, die Brustmuskulatur zu entlasten und den Oberkörper wieder aufzurichten. Dadurch stellt sich ein Zustand der Entspannung im Brustkorb ein, der eine tiefe und gleichmäßige Atmung ermöglicht.

Testen Sie Ihre Frontallinien

Beim Frontallinien-Test wird die gesamte vordere Körperseite gezielt einer funktionellen Überprüfung unterzogen. Im Mittelpunkt steht die Überprüfung der Dehnfähigkeit von Schulter-, Brust-, Bauch-, Hüftbeuger-, Oberschenkel- und Schienbeinmuskulatur und deren faszialen Strukturen.

Grundstellung: Gehen Sie in den Kniestand. Beide Fußspanne liegen am Boden ab. Heben Sie das rechte Bein und stellen Sie den Unterschenkel etwa senkrecht unter dem rechten Knie ab. Die Hände sind in den Hüften. Bei Kniebeschwerden legen Sie ein Kissen unter das Knie.

Führen Sie diesen Test zunächst vor einem Spiegel durch, um ein Gefühl für die Einschätzung der Oberkörperbeugung nach hinten zu erhalten.

Durchführung:

- Führen Sie Ihre gestreckten Arme nach oben über den Kopf. Dann spannen Sie Ihre Bauchmuskeln an und schieben einatmend das linke Hüftgelenk langsam und bewusst nach vorne, sodass Ihr Becken nach vorne ausgerichtet ist. Gleichzeitig bewegen Sie den Oberkörper nach hinten. Der Kopf bleibt dabei in Verlängerung der Wirbelsäule.
- Sobald sich ein leichtes Ziehen im Hüftbereich, im Brustkorb und in den Schultern einstellt, verharren Sie in dieser Position. Überprüfen Sie Ihren Bewegungsradius mit der Prüfampel.
- Ausatmend lösen Sie langsam die Dehnung auf und kehren wieder in den Kniestand zurück.
- Jetzt wiederholen Sie den Test auf der Gegenseite.
- Vergleichen Sie abschließend das von Ihnen erzielte Ergebnis mit der links stehenden Prüfampel.

	Achtung! Die Funktionalität Ihrer FL ist deutlich beeinträchtigt, sofern Sie Ihren Oberkörper und Ihre Arme nicht über die 0°-Position bringen können und eine starke Dehnung im Hüftbeuger und im Brustkorb erspüren. Sie sollten mithilfe unserer Übungen gezielt dieser Einschränkung entgegenwirken.
	Vorsicht! Es liegen i. d. R. bereits leichte Bewegungseinschränkungen vor, wenn Sie Ihren Oberkörper und Ihre Arme nur leicht (bis zu 10°) nach hinten beugen können. Führen Sie zur Verbesserung der FL-Funktionalität unser Programm in regelmäßigen Abständen immer wieder durch.
	Weiter so! Sie können Ihren Oberkörper und Ihre Arme (über 10°) nach hinten beugen. Es liegen keine Einschränkungen in der Funktionalität der FL vor. Bauen Sie präventiv Übungen zur FL in Ihren (Trainings-)Alltag ein.

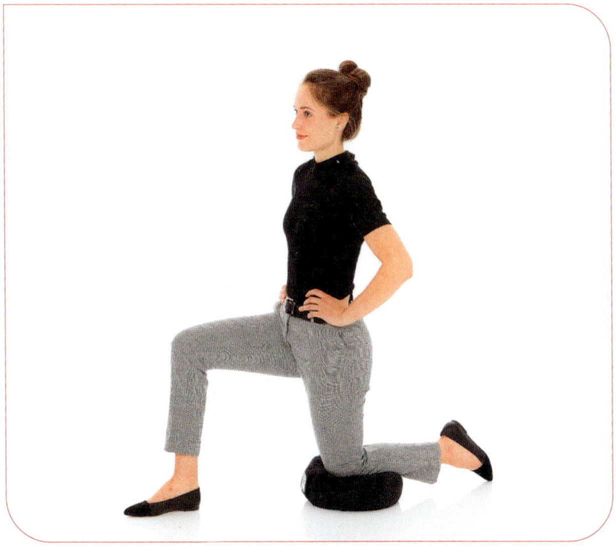

♦ Grundstellung

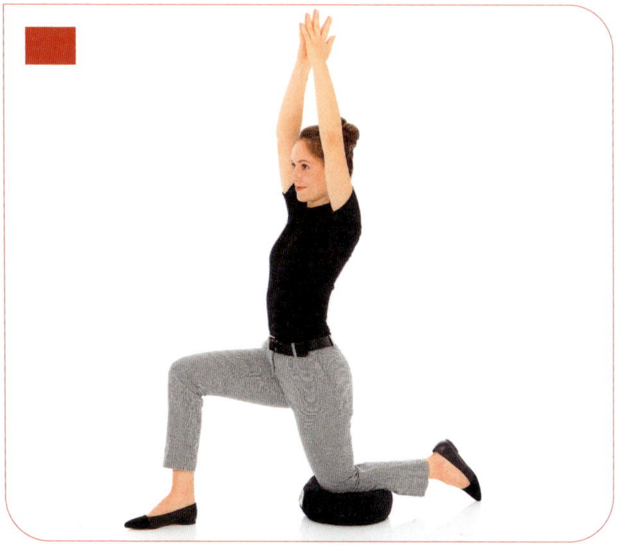

♦ Programm & einzelne Übungen oft durchführen!

♦ Programm & einzelne Übungen immer wieder durchführen!

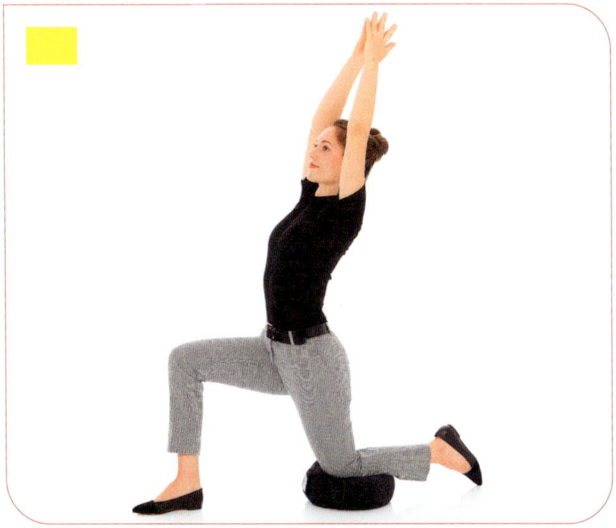

♦ Programm & einzelne Übungen gelegentlich durchführen!

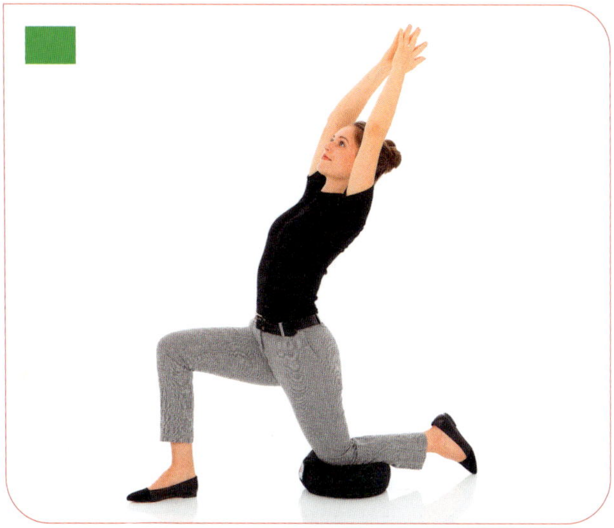

Das Programm kurz erklärt

Das Frontallinien-Programm hat eine Übungszeit von bis zu 23 Minuten. Der Fokus liegt dabei auf der Öffnung des Brustkorbs und der Stabilisierung der Körpermitte.

Um in die Weitung des Brustkorbs hineinzuspüren, beginnen Sie mit dem »Frontallinien-Scan«. Bei den Mobilisationsübungen aktivieren Sie durch das »Beine steppen« die unteren Extremitäten und gleichzeitig das Herz-Kreislauf-System. Zur ganzheitlichen Erwärmung folgt das »Körper erfrischen«, wodurch zusätzlich koordinative Fähigkeiten gefördert werden. Verspannungen in der Halsfaszie treten oftmals in Verbindung mit Stress auf. Das »Hals dehnen« löst diese Gewebsstrukturen. Mit der eintretenden lokalen Entspannung führen Sie anschließend das »Brustkorb öffnen« durch. Mit der tonisierenden Übung »Wechselsprünge durchführen« sprechen Sie die gesamten Frontallinien an und trainieren gleichzeitig Schnellkraft und Gleichgewicht. Durch das »Fußballen wippen« fördern Sie die Elastizität der Beinfaszien. Ergänzt wird dies durch das »Beine pendeln«. Das lockere Schwingen erhält die myofasziale Funktionsfähigkeit der Beine und des Hüftapparats. Als achtsamer Ausklang des Programms dient die Focusing-Übung »Frontallinien erspüren«.

Ziele	Übungen	Dauer
Wahrnehmung	1. Frontallinien-Scan	bis 4 Min.
Mobilisation	2. Beine steppen	bis 2 Min
	3. Körper erfrischen	bis 2 Min
Fasziales Dehnen	4. Hals dehnen	bis 2 Min.
	5. Brustkorb öffnen	bis 2 Min.
Tonisieren	6. Wechselsprünge durchführen	bis 3 Min.
Federn & Schwingen	7. Fußballen wippen	bis 3 Min
	8. Beine pendeln	bis 2 Min
Focusing	9. Frontallinien erspüren	bis 3 Min.
Mini-Workout	Übungen 2, 3, 5, 6, 7	bis 12 Min.

Frontallinien-Scan

1 Stehen Sie aufrecht und schließen Sie die Augen. Öffnen Sie den Brustkorb, indem Sie einatmend die Arme sanft nach hinten-unten führen. Zur Intensivierung drehen Sie die Arme so, dass die Handflächen nach vorne zeigen. Halten Sie die Position.

2 Kreisen Sie mit geschlossenen Augen langsam und fließend einmalig mit den Schultern nach vorne und machen Sie dabei einen leichten Rundrücken. Die Arme folgen der Bewegung, der Kopf neigt sich nach vorne.

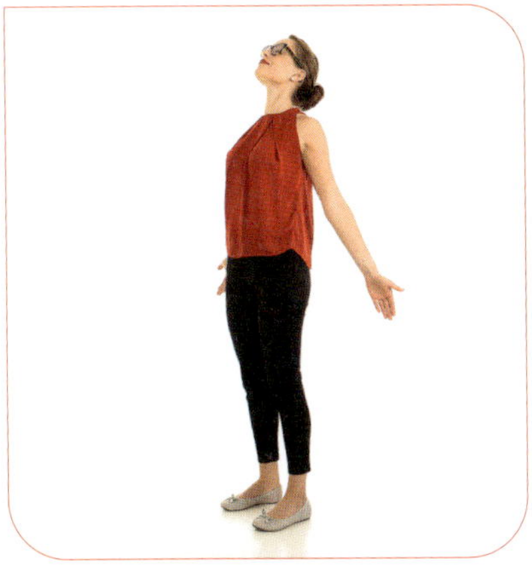

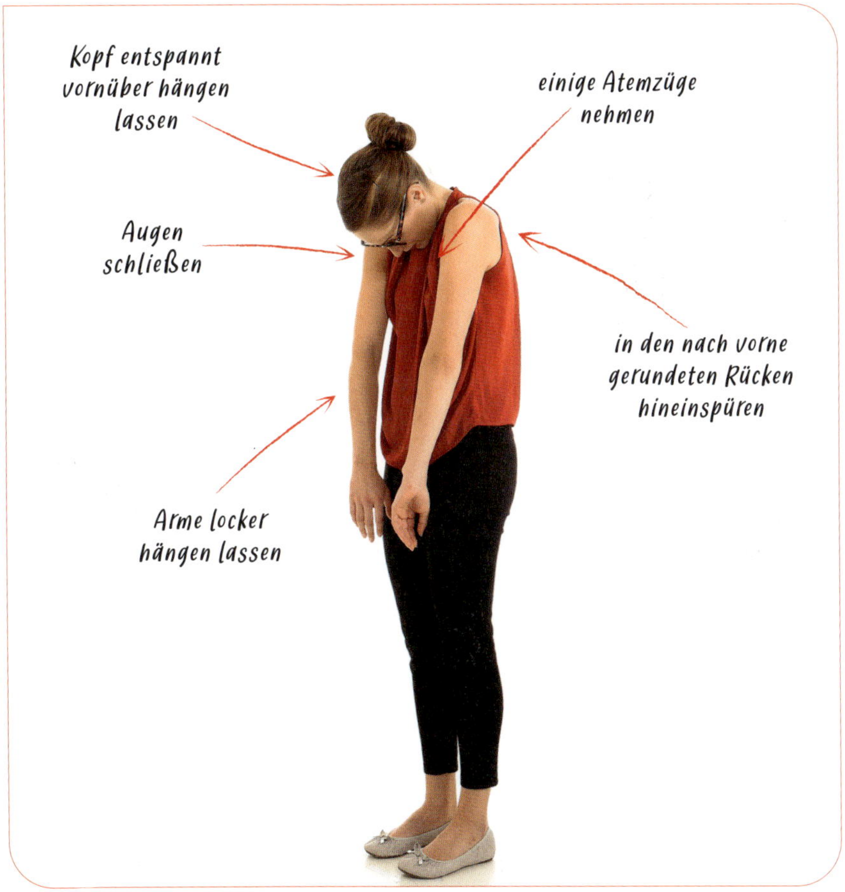

Das bringt's: Diese Übung weitet den Brustkorb und wirkt aktiv einem Rundrücken entgegen. Zeitgleich stimuliert die leichte Dehnung den Verlauf der Frontallinien und löst etwaige Verspannungen.

Tipp: Spüren Sie bei der Weitung Ihres Brustkorbs mit tiefen Atemzügen bewusst in diesen hinein. Dann spüren Sie mit tiefen Atemzügen in die Rundung Ihres Rückens.

Rückkehr: Kommen Sie in den aufrechten Stand zurück. Spüren Sie der Dehnung einige Atemzüge nach und machen Sie sich den Verlauf der Frontallinien bewusst. Dann die Augen öffnen.

Beine steppen

1 Sie stehen aufrecht im hüftbreiten Stand. Lösen Sie abwechselnd die Fersen vom Boden und senken Sie sie langsam. Die Fußballen bleiben in Kontakt mit dem Boden. Die Arme führen Sie bei der Bewegung mit.

2 Erhöhen Sie die Geschwindigkeit und heben Sie die Beine abwechselnd vom Boden ab. Dabei die Oberschenkel auf Hüfthöhe bringen.

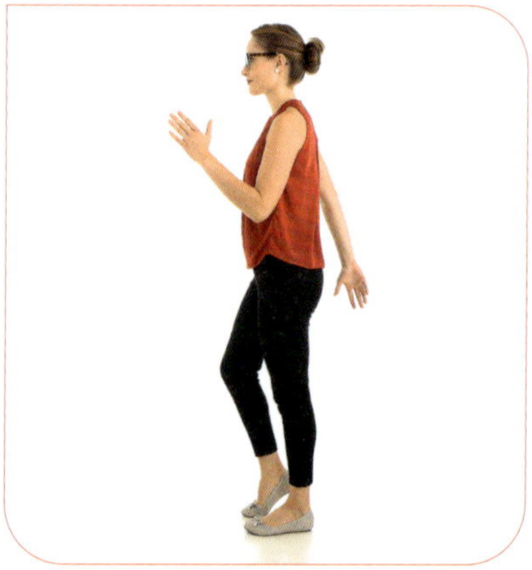

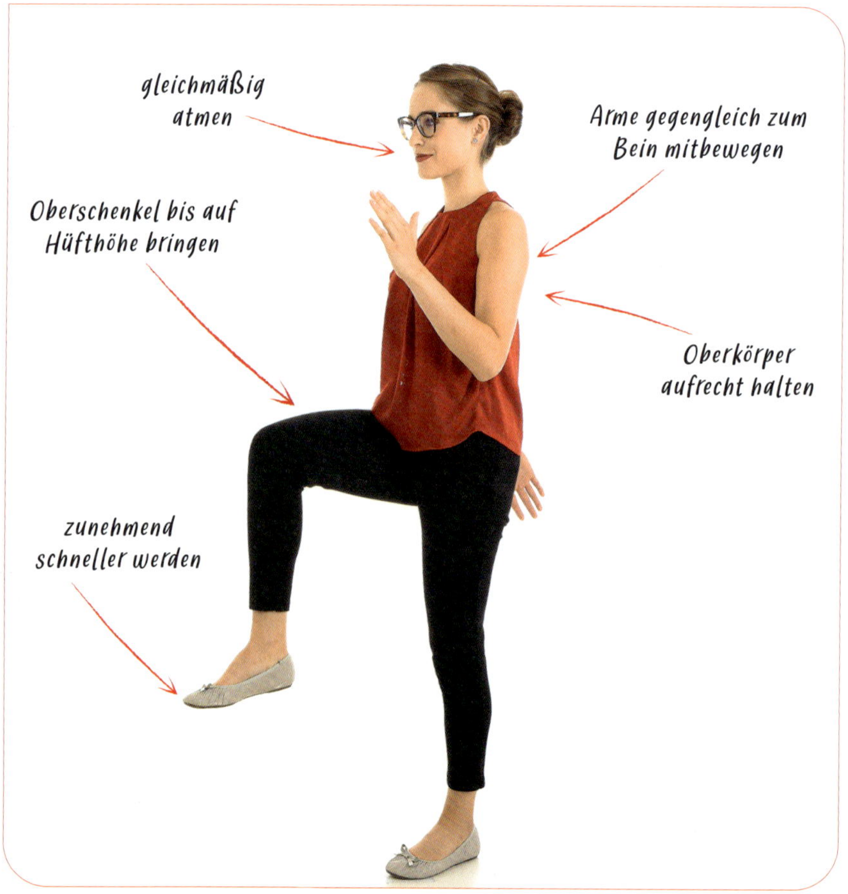

Das bringt's: Die Übung dient der Aktivierung des Herz-Kreislauf-Systems. Vor allem werden die großen Muskelpartien der unteren Extremitäten beansprucht.

Tipp: Verändern Sie die Bewegungsfolge, indem Sie die Beinabstände variieren, also den Stand vergrößern oder schmaler machen.

Rückkehr: Werden Sie langsamer und kommen Sie im aufrechten Stand zur Ruhe. Dann schütteln Sie kurz Ihre Beine aus.

Körper erfrischen

1 Strecken Sie im hüftbreiten Stand die Arme nach vorne aus. Führen Sie einen Grätschsprung durch und kommen Sie sofort in die Ausgangsstellung zurück. Die folgenden Sprünge werden dynamischer. Dabei die Arme ausgestreckt lassen und gleichmäßig ein- und ausatmen.

2 Weitere dynamische Grätschsprünge durchführen, dabei aber die Arme im Wechsel vor dem Körper rhythmisch auf- und abbewegen.

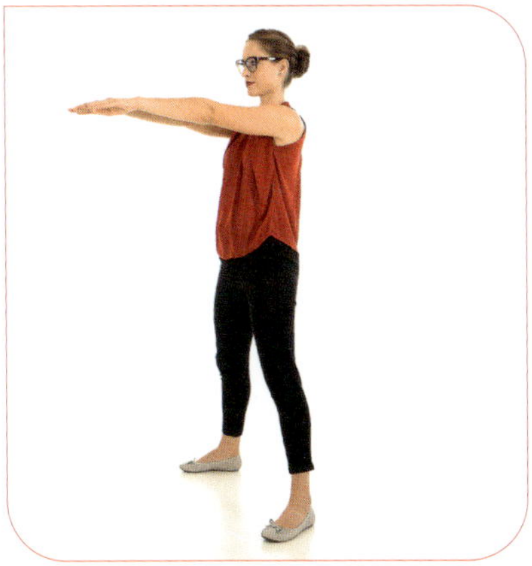

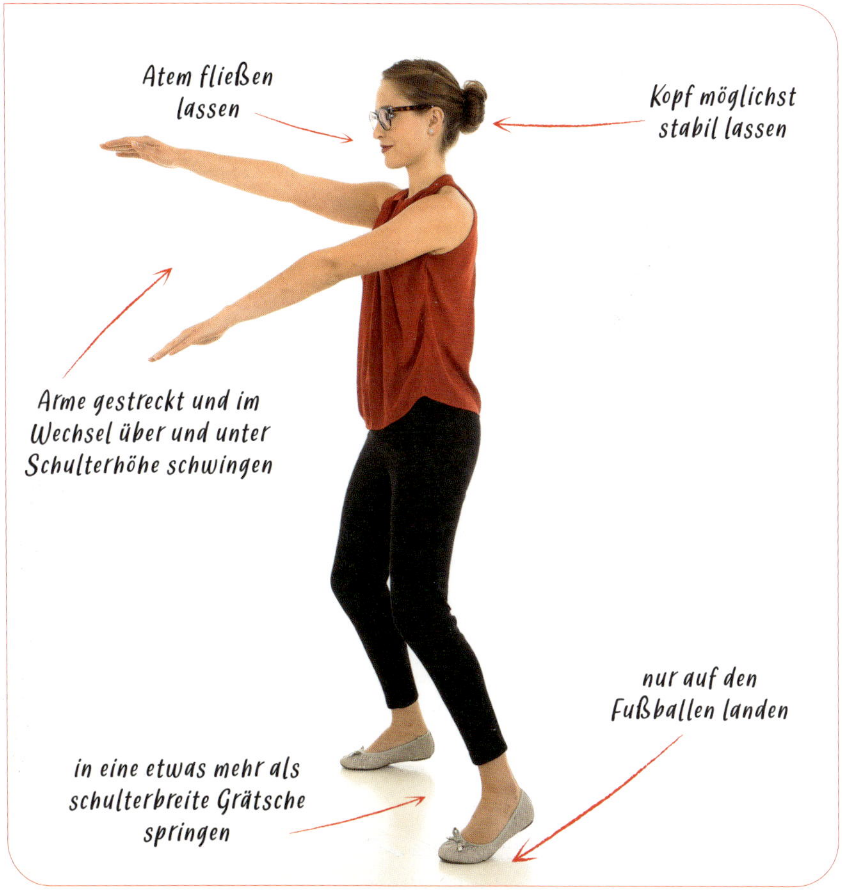

Das bringt's: Diese Übung dient der weiteren Erwärmung des gesamten Körpers. Neben der kardiovaskulären Beanspruchung wird zudem die Koordinationsfähigkeit geschult.

Tipp: Werden Sie zunehmend dynamischer, falls Sie koordinativ keine Probleme haben.

Rückkehr: Beenden Sie die Bewegung und kommen Sie in den aufrechten Stand zurück. Spüren Sie nach, während sich Ihr Atem beruhigt.

Hals dehnen

1 Neigen Sie im hüftbreiten Stand einatmend behutsam den Kopf nach hinten, bis Sie eine Dehnung in der Halsfaszie spüren. Ziehen Sie die Haut mit den Händen am Brustbein sanft nach unten und nehmen Sie die Dehnung über mehrere Atemzüge wahr.

2 Neigen Sie nun ausatmend den Kopf behutsam zur Seite und dehnen Sie den Hals seitlich. Ziehen Sie wieder die Haut mit den Händen sanft nach unten. Halten Sie die Dehnung mehrere Atemzüge lang. Dann folgt der Seitenwechsel.

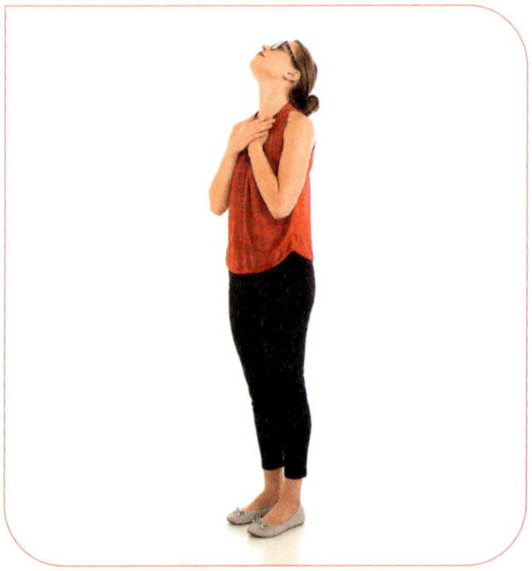

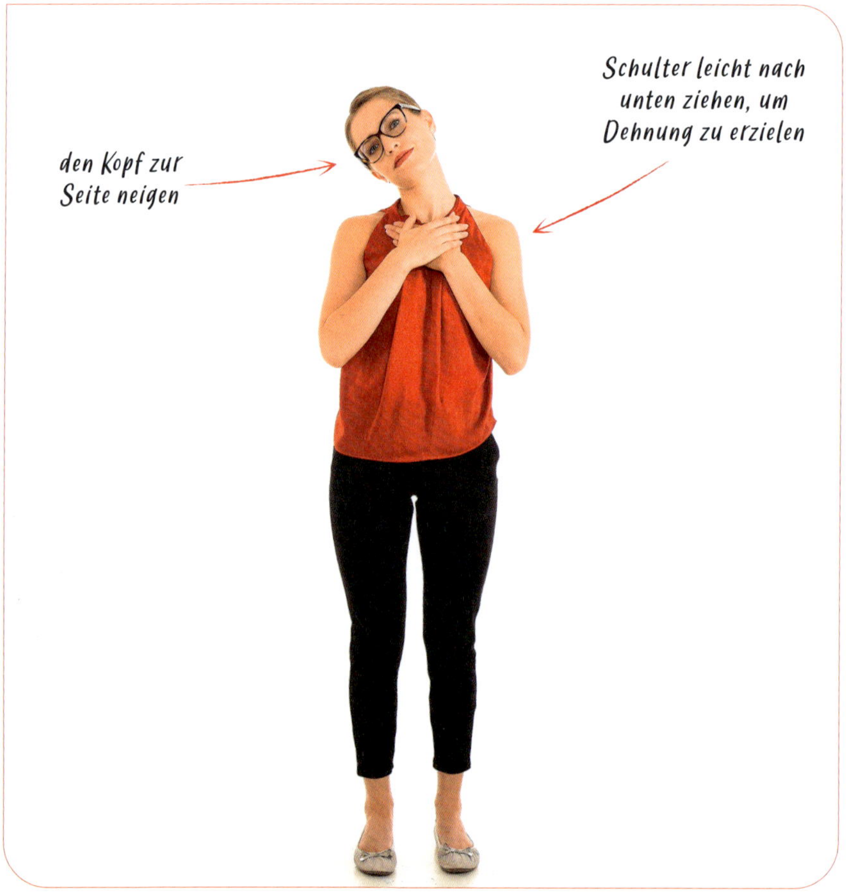

Das bringt's: Myofasziale Verspannungen im Halsbereich lassen sich mit dieser Dehnübung lösen.

Tipp: Je mehr Sie mit den Händen Druck auf das Brustbein ausüben und die Haut nach unten ziehen, desto intensiver wird die Dehnung.

Rückkehr: Kommen Sie mit Ihrem Kopf in die Mitte zurück. Nehmen Sie die Hände vom Brustbein und lassen Sie die Arme locker nach unten hängen. Spüren Sie der Dehnung nach.

Brustkorb öffnen

1 Stehen Sie aufrecht und hüftbreit. Führen Sie einatmend die gestreckten Arme nach oben und hinten und atmen Sie bewusst in die Dehnung hinein.

2 Neigen Sie den Oberkörper behutsam nach hinten und intensivieren Sie so den Dehnreiz. Nehmen Sie aktiv wahr, wie das Brustbein nach vorne-oben gerichtet ist und sich der Brustkorb bei jedem Atemzug etwas mehr weitet.

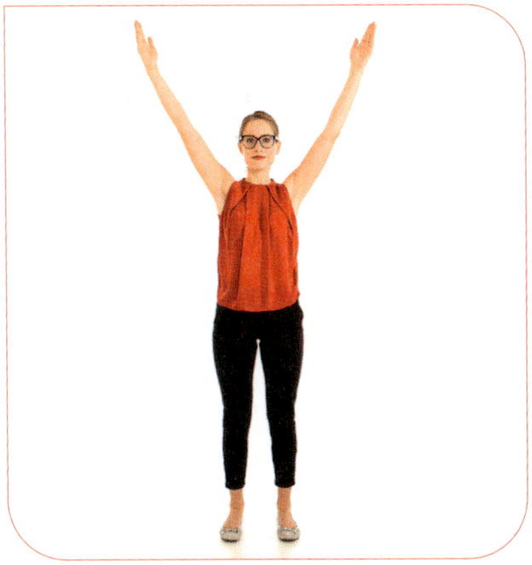

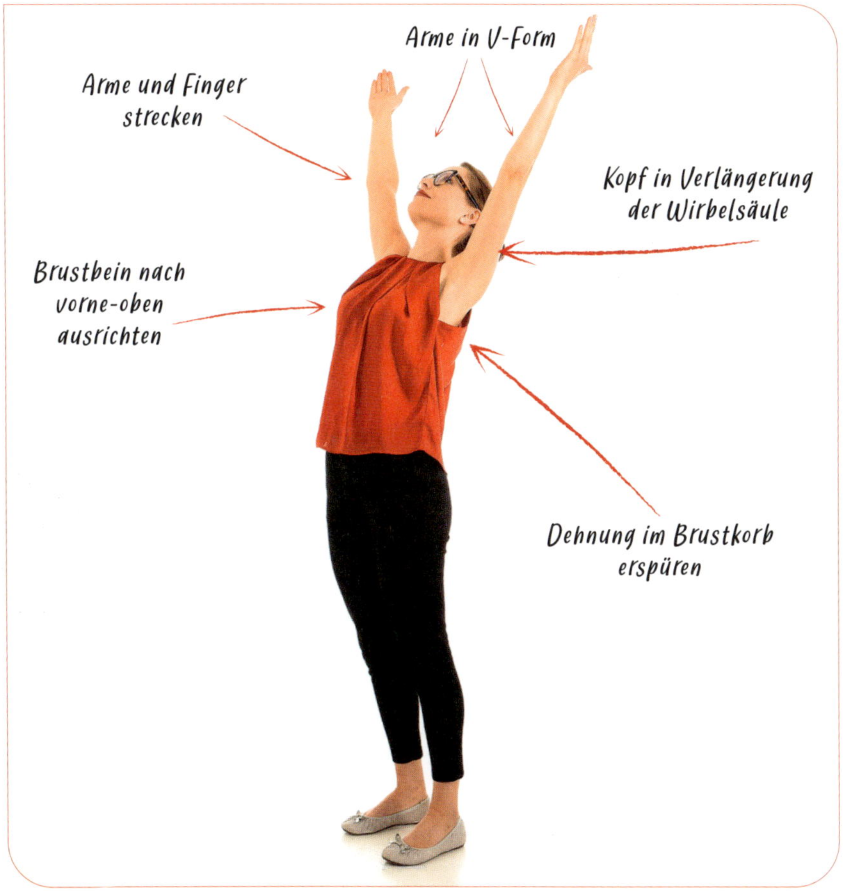

Das bringt's: Die Flexionsbewegung dient der ganzheitlichen Dehnung der Frontallinien und weitet den Brustraum. Dabei wird auch der Hüftbeuger gedehnt.

Tipp: Führen Sie die Übung fort, indem Sie durch sanfte Wippbewegungen der Arme nach hinten die Dehnung im Oberkörper noch mehr intensivieren.

Rückkehr: Kommen Sie in den aufrechten Stand zurück und spüren Sie abschließend der wohltuenden Dehnung nach.

Wechselsprünge durchführen

1 Machen Sie einen Ausfallschritt. Die Füße parallel nach vorne ausrichten. Strecken Sie die Arme auf Schulterhöhe nach vorne aus. Für mehrere tiefe Atemzüge in dieser Position verharren. Dann folgt der Beinwechsel.

2 Führen Sie dann die Bewegungsabfolge dynamischer durch. Dabei tippen die Fußballen beim Ausfallschritt nur kurz auf. Zum Schluss Wechselsprünge durchführen. Atmen Sie fließend ein und aus.

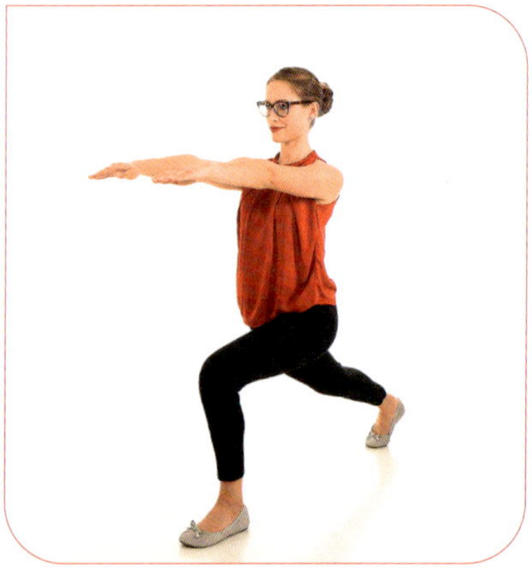

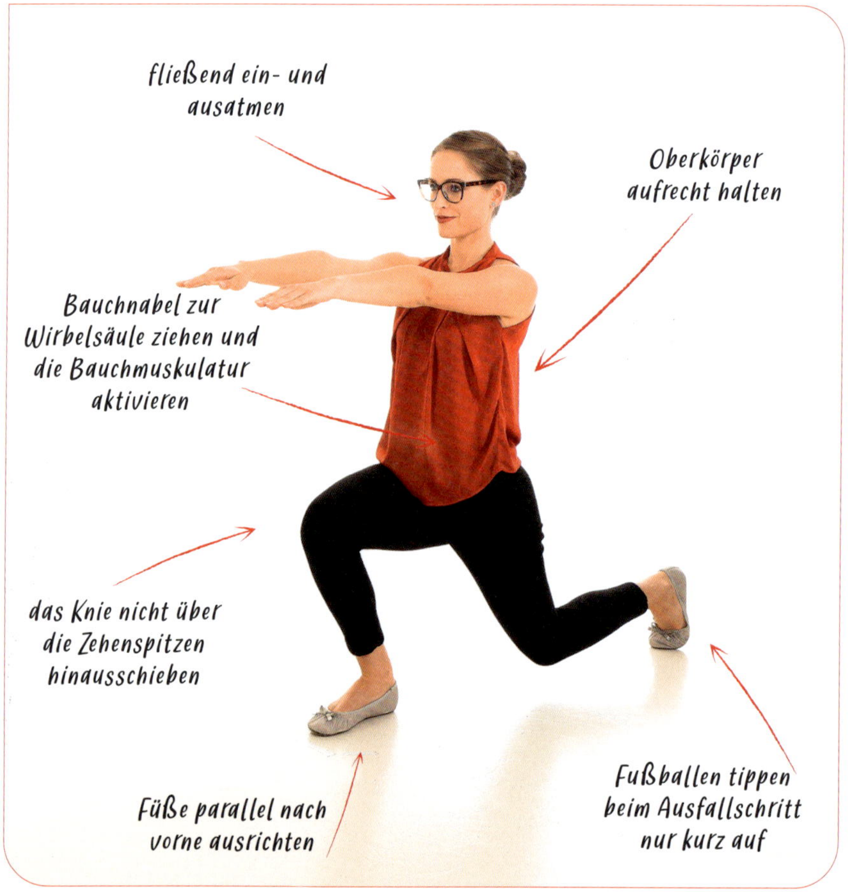

Das bringt's: Die Übung beansprucht die gesamten Frontallinien. Die dynamischen Wechselsprünge sind ein koordinativ anspruchsvolles Schnellkraft- und Gleichgewichtstraining.

Tipp: Bei den Wechselsprüngen das Körpergewicht in den Knien abfedern. Passen Sie individuell die Sprungfrequenz an, sodass Sie sich nicht überlasten.

Rückkehr: Kommen Sie in den aufrechten Stand zurück. Spüren Sie, wie sich Ihr Atem wieder beruhigt. Dann spüren Sie der sich ausbreitenden Wärme in der Beinmuskulatur nach.

Fußballen wippen

1 Führen Sie mit einem Bein einen Ausfallschritt nach vorne aus. Lösen Sie die Fersen vom Boden und verlagern Sie auf den Fußballen stehend das Gewicht abwechselnd von Bein zu Bein und nach vorne und hinten.

2 Auf den Fußballen in kleine federnde Sprünge übergehen. Dann folgt der Beinwechsel.

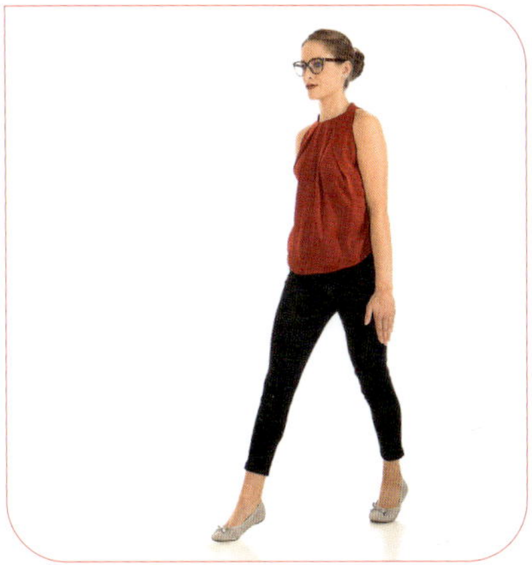

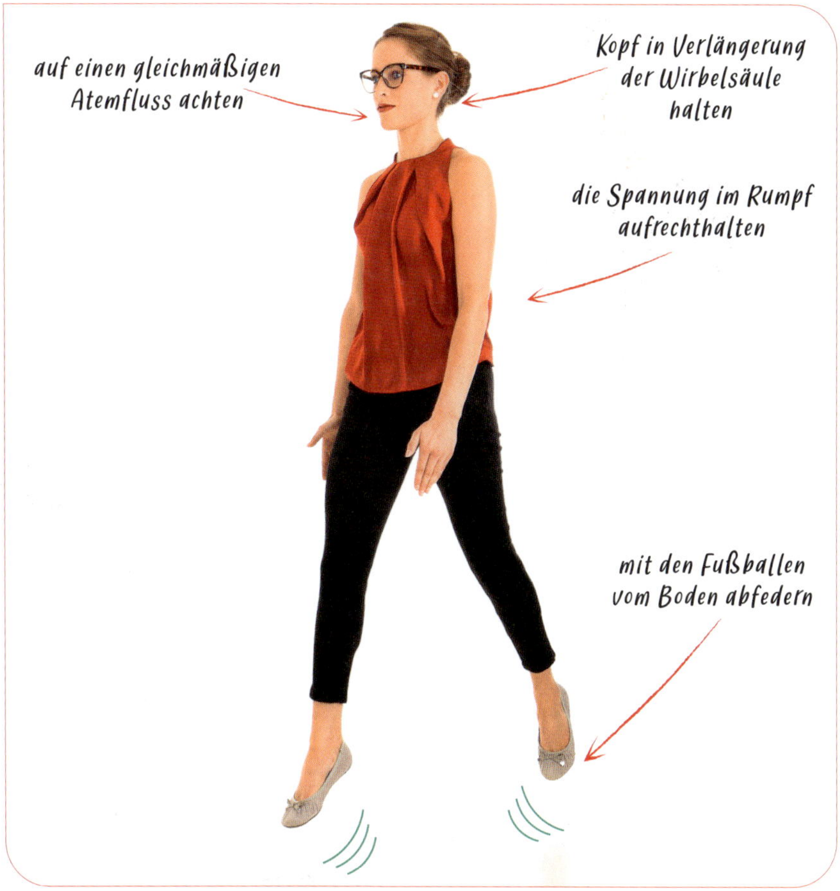

Das bringt's: Das dynamische Abfedern fördert die Elastizität der Beinfaszien.

Tipp: Variieren Sie individuell Sprunghöhe und Sprungfrequenz. Führen Sie zunächst schnelle flache Sprünge durch, dann kraftvolle hohe Sprünge.

Rückkehr: Reduzieren Sie langsam die Geschwindigkeit und kommen Sie zurück in den aufrechten Stand.

Beine pendeln

1 Verlagern Sie stehend das Gewicht auf das linke Bein. Heben Sie dann den rechten Fuß einige Zentimeter vom Boden ab und schwingen Sie das Bein möglichst gestreckt vor und zurück.

2 Lassen Sie die Arme mit der Bewegung gegengleich mitschwingen. Dies ermöglicht eine höhere Dynamik. Dann folgt der Beinwechsel.

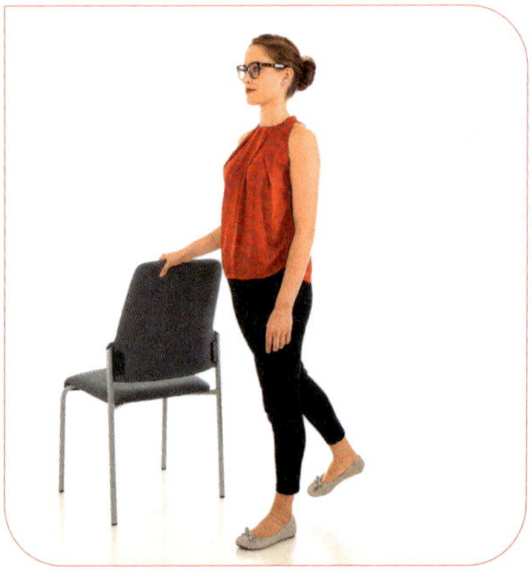

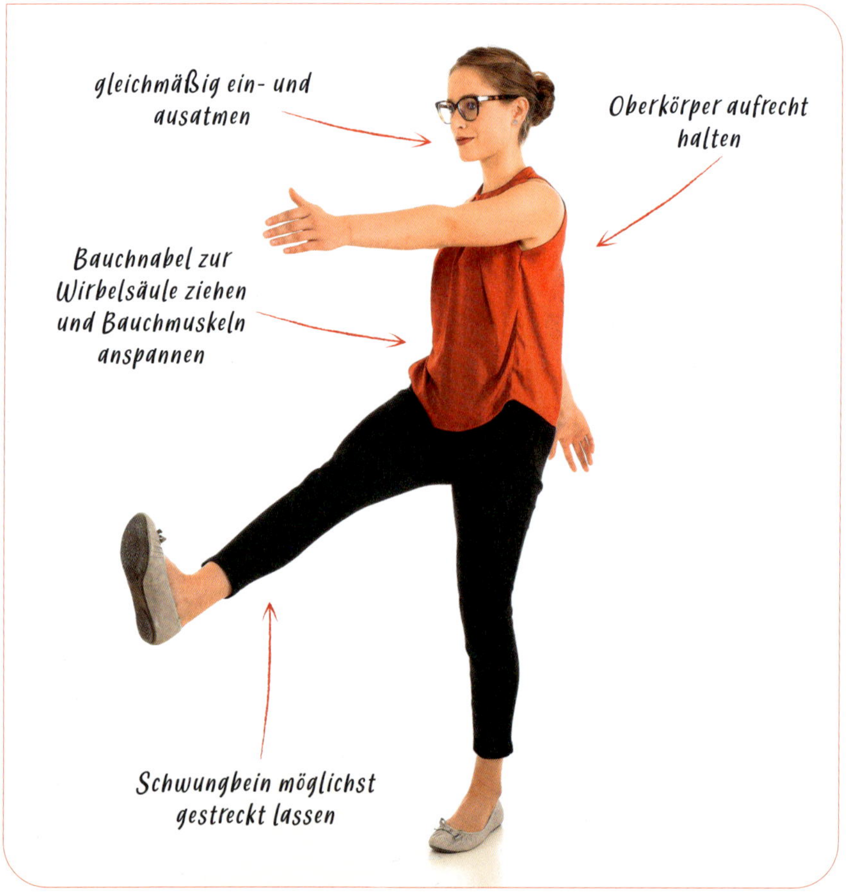

Das bringt's: Diese Übung wirkt den verkürzten Faszien des Bein- und Hüftapparates entgegen und erhält deren Funktionalität.

Tipp: Bei Gleichgewichtsproblemen verwenden Sie einen Stuhl. Beginnen Sie mit einer geringen Bewegungsamplitude und erhöhen Sie die Intensität Ihrer Bein- und Armschwünge.

Rückkehr: Kommen Sie zurück in den aufrechten Stand und lockern Sie die Beine. Spüren Sie Unterschiede in der Hüftbeweglichkeit?

Frontallinien erspüren

1 Stehen Sie aufrecht und hüftbreit. Schließen Sie die Augen. Legen Sie die Hände sanft auf den Flanken des Brustkorbs ab. Atmen Sie bewusst in die Hände und weiten Sie mit tiefen Atemzügen den Brustraum.

2 Legen Sie die Hände übereinander auf das Brustbein, dann Kopf und Brustkorb leicht nach hinten neigen. Bleiben Sie in der Position und atmen Sie für mehrere Atemzüge in die Weite des Brustraums hinein.

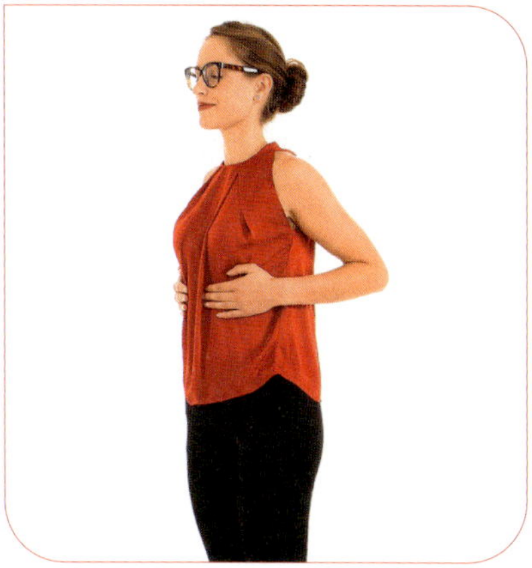

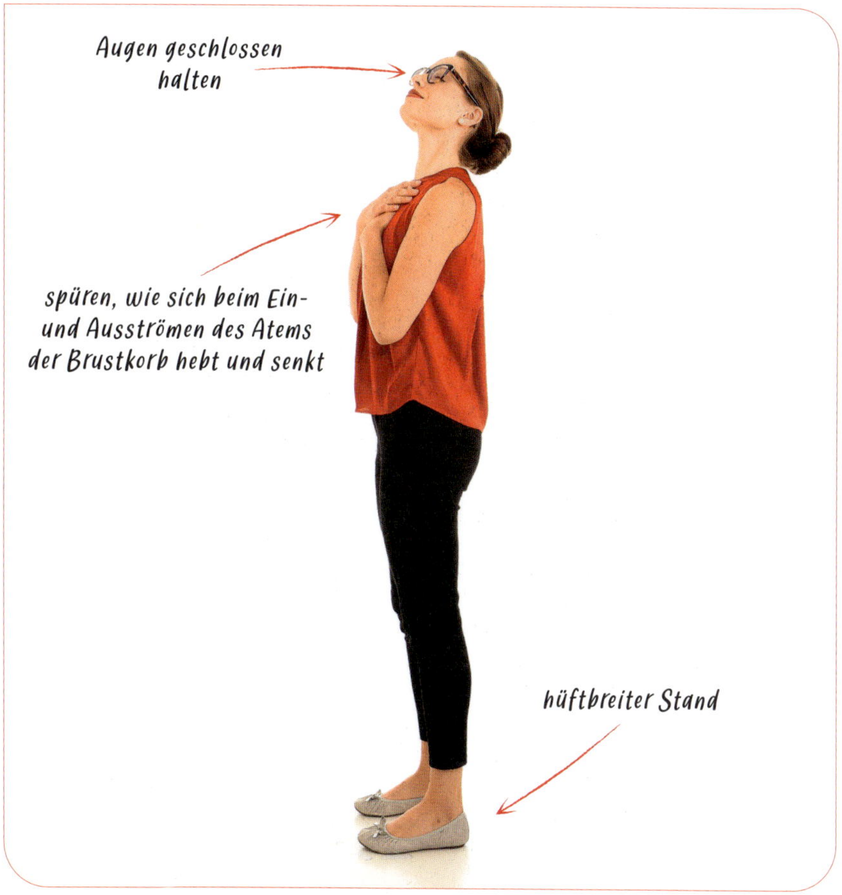

Das bringt's: Eine gezielte Brustkorbatmung ermöglicht es, aktiv in den Körper hineinzuspüren.

Tipp: Erweitern Sie die Übung, indem Sie einatmend Ihren Brustkorb leicht nach hinten neigen und ihn ausatmend wieder in die aufrechte Haltung bringen.

Rückkehr: Genießen Sie abschließend für einen Moment die innere Ruhe, bevor Sie die Augen wieder öffnen.

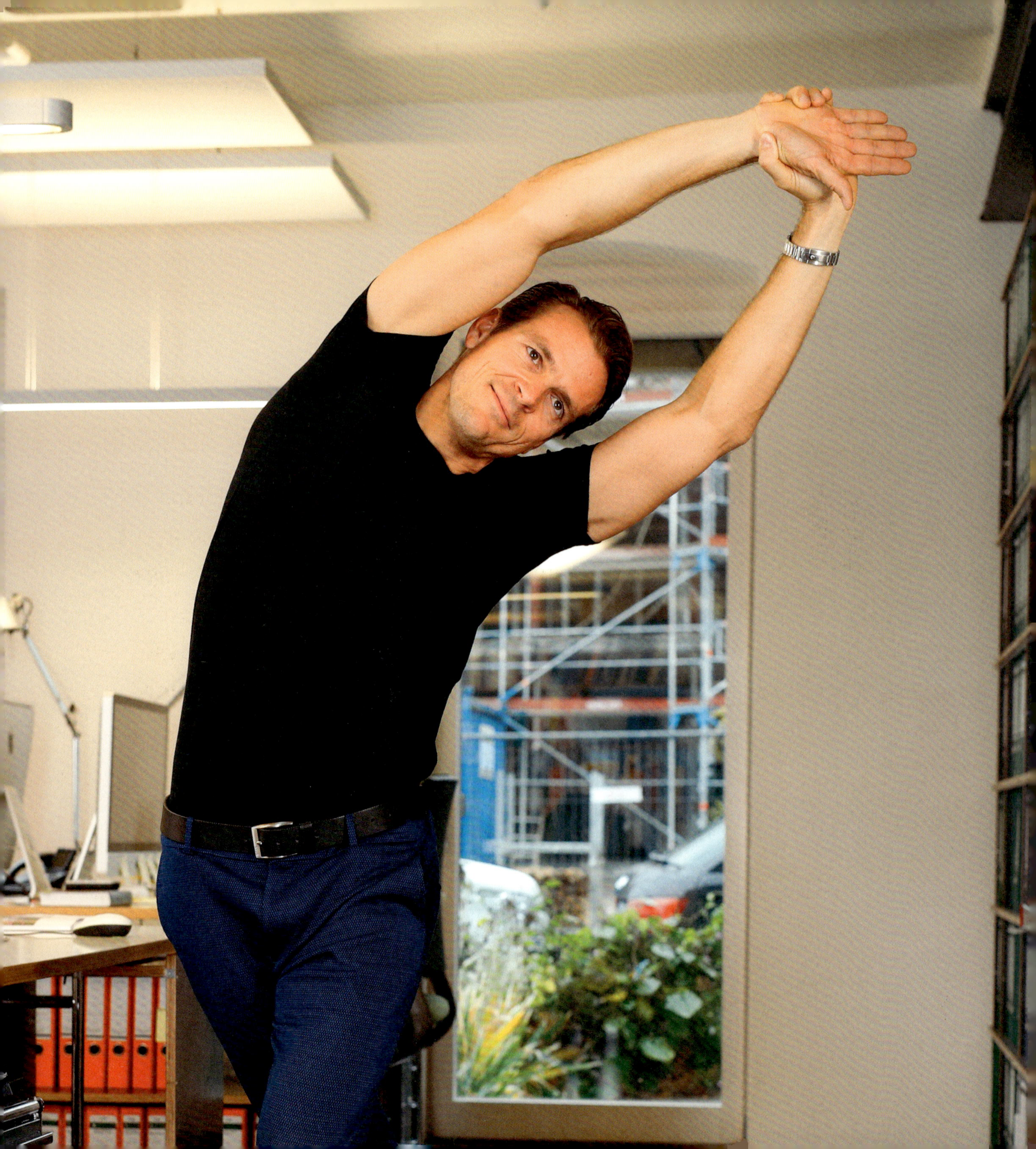

Faszientraining für die Laterallinien

Seitliche Verschiebungen des Brustkorbs, Einschränkungen in den Seitneigungen, Fehlbelastungen in den Knie- und Hüftgelenken, einseitige Degenerationsprozesse in den Gelenken, Kompensationsmuster durch einseitige Bewegungsmuster im Alltag oder bei sportlicher Betätigung wie beim Golfspielen ... Alles gute Gründe, Ihre Laterallinien zu aktivieren und zu trainieren!

Die Laterallinien kurz erklärt

Die Laterallinien umschließen den Körper entlang der Körperaußenseiten von den Füßen bis zum Schädel. Sie vermitteln das Körpergleichgewicht und balancieren beide Körperhälften aus. Auch sind sie für laterale Rumpfbeugungen und als »Bremse« für Seit- und Rotationsbewegungen zuständig.

Die Laterallinien (LL) verlaufen ausgehend vom Fußgewölbe an der Basis des großen und kleinen Zehengelenks. Von hier aus führen sie über den Ansatz der kurzen und langen Wadenbeinmuskeln unter dem Fuß hindurch nach oben zum Außenknöchel und seitlich an den Unter- und Oberschenkeln bis zum Rumpf. Dort winden sie sich an den Flanken korbgeflechtartig hinauf und unter den Schultern hindurch bis zum Schädel (Seite 95, Bild 1). In einer aufrechten Körperhaltung umrahmen sie die Ohren mit ihren Vibrationssensoren, wodurch Stabilisations- und Gleichgewichtszustände beeinflusst werden können.

Die LL umklammern den Körper über die Körperaußenseiten wie ein Rahmen. Durch sie werden Vorder- und Rückseite sowie rechte und linke Körperseite kompakt zusammengehalten, was dem Körper Balance verleiht (Seite 95, Bild 2). Zudem ermöglichen die LL Seitwärtsneigungen, gleichen Unterschiede beider Körperseiten aus und übernehmen die Funktion eines justierbaren »Bremspedales« bei Seit- und Torsionsbewegungen. In der Bewegung müssen die LL den Rumpf und die Beine koordiniert stabilisieren, damit der Körper im Gleichgewicht bleibt. Zudem übertragen die myofaszialen Verbindungen entlang der Körperflanken Spannungen auf die anderen oberflächlich verlaufenden Zuglinien, nämlich die oberflächlichen Rücken- und Frontallinien, Spirallinien und oberflächlichen Armlinien. Damit die LL wichtige Haltungs- und Bewegungsfunktionen erfüllen können, ist ein harmonisches Zusammenspiel aller myofaszialer Zuglinien notwendig. Fehlfunktionen, zum Beispiel durch ein Ungleichgewicht zwischen der rechten und linken Körperseite verursacht, führen zu Kompensationsmustern. Äußern können sich diese Einschränkungen der LL in Körperhaltungen, die eine Seitneigung (Lateralflexion) beinhalten, oder in freien Bewegungen der Gegenseite, die teilweise blockiert werden. Konkret bedeutet dies, dass eine Einschränkung der Lateralflexion nach rechts ihren Ursprung üblicherweise in der linken Körperhälfte hat. Einseitige Bewegungsmuster im Alltag oder bei sportlicher Betätigung, wie beim Tennisspielen, begünstigen die ungleiche Ausprägung der seitlichen myofaszialen Strukturen.

Bei den unteren LL können Sprunggelenkseinschränkungen wie etwa Einwärtsdrehung oder Auswärtsdrehung entstehen, ebenso Beeinträchtigungen der Dorsalflexion, nämlich das Anziehen der Fußspitzen nach oben. Grund dafür ist die Inaktivität der unteren Extremitäten beim Vielsitzen, hier insbesondere der Sprunggelenke. Mangelnde Bewegungsreize sorgen letztlich dafür, dass die Sprunggelenke anschwellen, weil die Venenpumpen nicht mehr ihre Arbeit verrichten, zudem können Lymph- und Blutstauungen in den Unterschenkeln erfolgen. Auch erhöhen im Alltag kaum aktivierte Sprunggelenke das Verletzungsrisiko. Ebenfalls können X-(Valgus) und O-(Varus)Beinstellungen sowie Einschränkungen der Adduktoren oder chronische Anspannungen der Abduktoren auf Dysbalancen entlang der Körperflanken zurückgeführt werden. Dies hat eine Fehlbelastung der Knie- und Hüftgelenke zur Folge, wodurch degenerative Prozesse beschleunigt werden.

Bei den oberen LL sind durch asymmetrische Körperhaltungen oder vorgeschobene Kopfhaltungen seitliche Verschiebungen des Brustkorbs, Seitneigungen im Bereich der Lendenwirbelsäule oder Kompressionen der Lendenwirbelsäule möglich. Dieser untere Teil der Wirbelsäule übernimmt eine wichtige Stützfunktion. Durch Fehlhaltungen können einwirkende Kräfte nicht optimal kompensiert werden. Die umliegenden myofaszialen Strukturen müssen dies ausgleichen und es kommt zu Verspannungen. Ebenso können Schultereinschränkungen aus einseitigen Stabilisierungskräften resultieren, die oftmals auf eine Überlastung der seitlichen Myofaszien des Halses zurückgeführt werden können. In der Schulter treten Bewegungseinschränkungen im Vergleich zu anderen Gelenken häufiger auf und werden in der Regel von Schmerzen begleitet. Schon leichte Tätigkeiten wie Kochen können dann zur schmerzhaften Herausforderung werden.

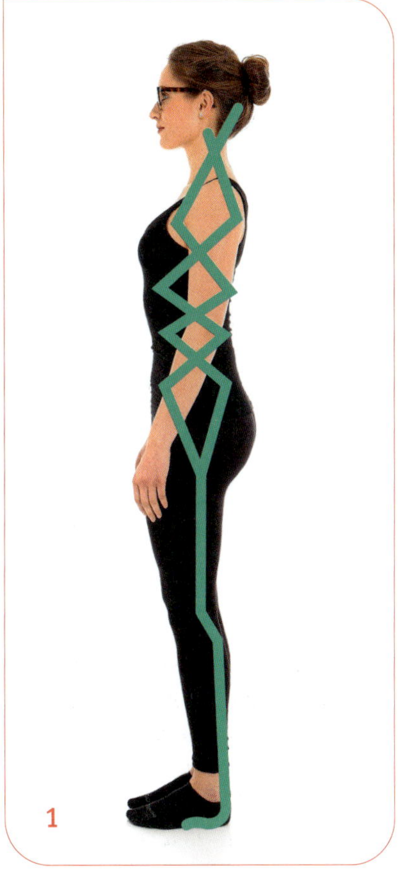
1

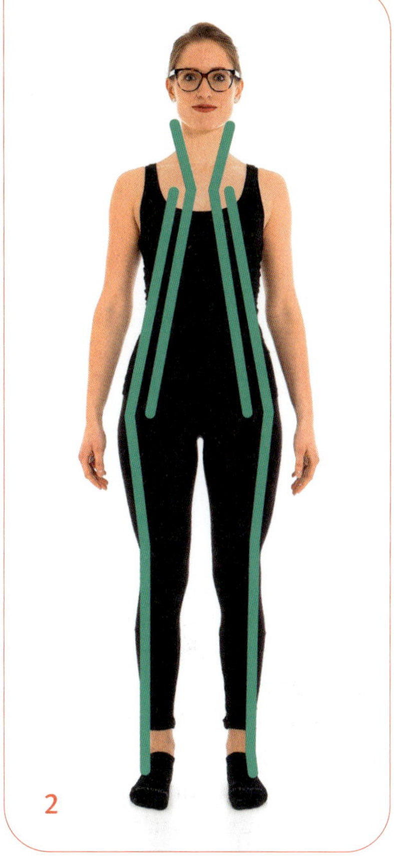
2

Testen Sie Ihre Laterallinien

Der Laterallinien-Test testet die Beweglichkeit der Wirbelsäule nach links und rechts und erfasst die Dehnfähigkeit der geraden und schrägen Bauchmuskulatur.

Grundstellung: Stellen Sie sich mit dem Rücken und geschlossenen Beinen aufrecht an eine Wand. Kopf, Rücken, Gesäß, Waden und Fersen berühren die Wand und helfen Ihnen, die Körperachse bei der folgenden Bewegung zu kontrollieren. Die Arme hängen neben dem Körper, die Handflächen liegen locker seitlich an den Oberschenkeln.

Durchführung:

- Wenn Sie die Grundstellung eingenommen haben, fahren Sie langsam mit der rechten Hand an der rechten Oberschenkelaußenseite entlang zum Knie. Achten Sie darauf, dass Sie dabei Kopf, Rücken, Gesäß, Waden und Fersen nicht von der Wand lösen.
- Sobald Sie ein Ziehen in der linken Flanke spüren, verharren Sie in dieser Position. Führen Sie keine impulsartigen Bewegungen mit der rechten Hand zum Boden aus.
- Merken Sie sich die Position Ihrer Hand und kehren Sie behutsam in den aufrechten Stand zurück. Überprüfen Sie Ihren Bewegungsradius mithilfe der links stehenden Prüfampel.
- Wiederholen Sie den Test auf der Gegenseite und merken Sie sich ebenfalls die Position Ihrer Hand.

(rot)	**Achtung!** Es stellt sich bereits vor Erreichen des Kniegelenks mit den Fingerspitzen ein Dehnreiz ein. Dies deutet auf eine deutliche Einschränkung der Funktionalität Ihrer LL hin. Sie sollten mithilfe unseres Programms dieser Einschränkung gezielt entgegenwirken.
(gelb)	**Vorsicht!** Sie gelangen mit den Fingerspitzen zum Kniegelenk, können jedoch nicht mühelos weiter das Bein entlangwandern. Dies sind erste Anzeichen einer leichten Bewegungseinschränkung. Führen Sie unser Programm in regelmäßigen Abständen immer wieder durch.
(grün)	**Weiter so!** Sie kommen ohne merkliche Einschränkungen mit nahezu der ganzen Hand zum Kniegelenk. Es liegt keine funktionelle Beeinträchtigung der LL vor. Bauen Sie präventiv Übungen zur LL in Ihren (Trainings-)Alltag ein.

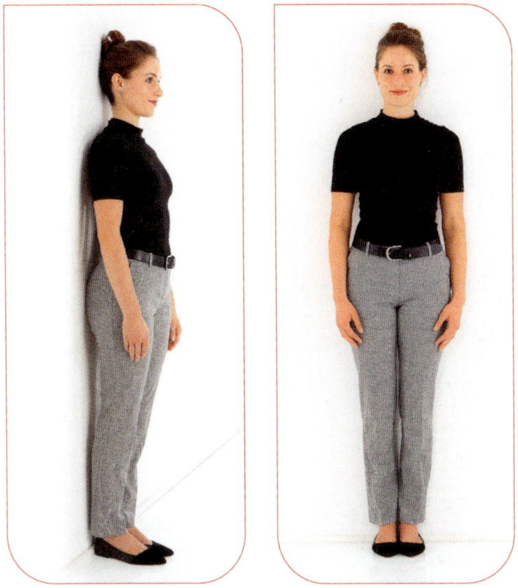

Grundstellung

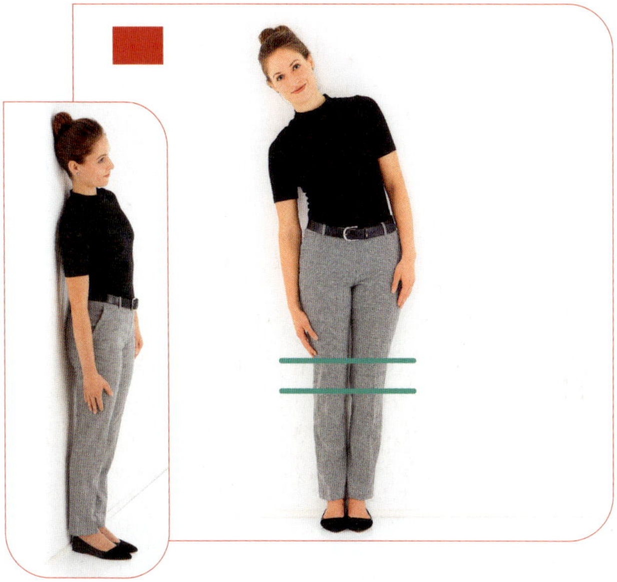

Programm & einzelne Übungen oft durchführen!

Programm & einzelne Übungen immer wieder durchführen!

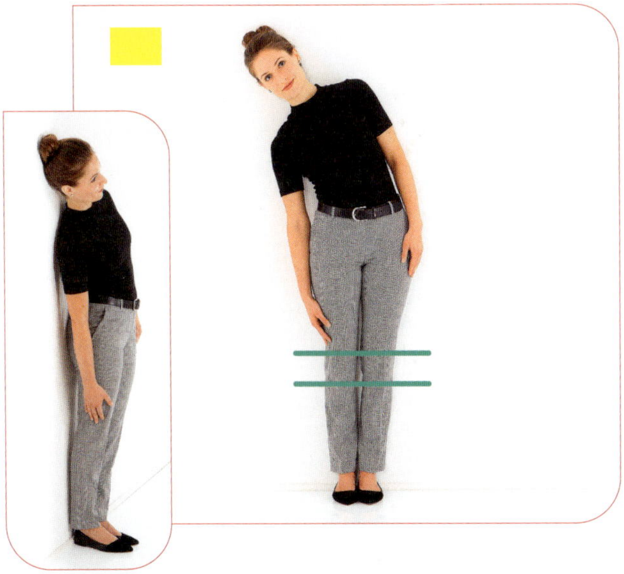

Programm & einzelne Übungen gelegentlich durchführen!

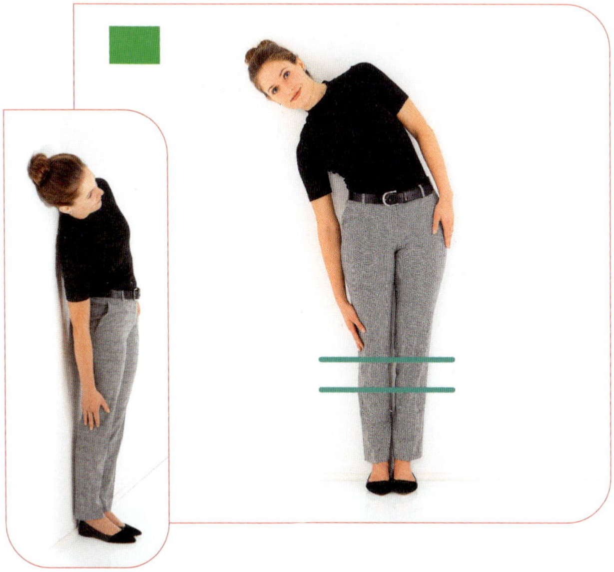

Das Programm kurz erklärt

Das Laterallinien-Programm hat eine Übungszeit von bis zu 22 Minuten. Die Laterallinien (LL) bilden einen stützenden Rahmen entlang der Körperflanken, weshalb sich das Programm überwiegend aus Seitwärtsbewegungen zusammensetzt.

Der »Laterallinien-Scan« lässt Sie die seitlichen Strukturen bewusst wahrnehmen. Darauf folgt die Mobilisationsübung »Beinaußenseite aktivieren«. Das »Körper pendeln lassen« regt das Herz-Kreislauf-System an und dient als Gleichgewichtsschulung. Beim »Rumpf seitwärts stretchen« wird häufig auftretenden myofaszialen Einschränkungen im oberen Verlauf der LL sowie im Hüft- und Beckenbereich gezielt entgegengewirkt. Die Dehnungsübung »Flanken lang machen« ermöglicht es Ihnen, die lateralen Myofaszien von Kopf bis Fuß gezielt anzusprechen. Zur Verbesserung der Stabilität folgt das »Körperseiten crunchen«. Hierbei wird die seitliche Rumpfmuskulatur gestärkt. Die katapultartig ausgeführte federnde Bewegung »Körpergewicht verlagern« stimuliert den unteren Verlauf der LL, was zur verbesserten Funktionsfähigkeit im Alltag führt. Als Auflockerung der Flanken folgt die schwungvolle Übung »Körper seitlich neigen«. Beenden Sie das Programm mit der Focusing-Übung »Laterallinien erspüren«.

Ziele	Übungen	Dauer
Wahrnehmung	1. Laterallinien-Scan	bis 4 Min.
Mobilisation	2. Beinaußenseite aktivieren	bis 2 Min
	3. Körper pendeln lassen	bis 2 Min
Fasziales Dehnen	4. Rumpf seitwärts stretchen	bis 2 Min.
	5. Flanken lang machen	bis 2 Min.
Tonisieren	6. Körperseiten crunchen	bis 3 Min.
Federn & Schwingen	7. Körpergewicht verlagern	bis 2 Min
	8. Körper seitlich neigen	bis 2 Min
Focusing	9. Laterallinien erspüren	bis 3 Min.
Mini-Workout	Übungen 2, 3, 5, 6, 7	bis 11 Min.

Laterallinien-Scan

1 Führen Sie die Arme über den Kopf nach oben. Mit dem nächsten Einatmen schließen Sie die Augen und neigen den Oberkörper mit gestreckten Armen zur Seite. Atmen Sie bewusst mehrmals in die Dehnung hinein. Dann folgt der Seitenwechsel.

2 Umgreifen Sie das Handgelenk auf der Dehnungsseite und intensivieren Sie den Zug auf die Laterallinie. Dabei nicht über die Wohlfühlgrenze dehnen! Dann folgt auch hier der Seitenwechsel.

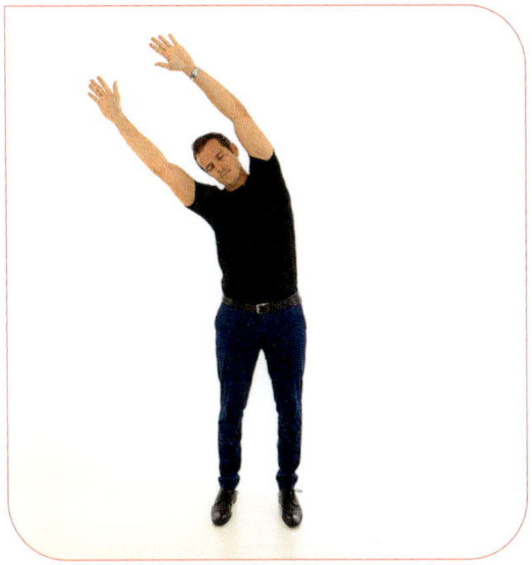

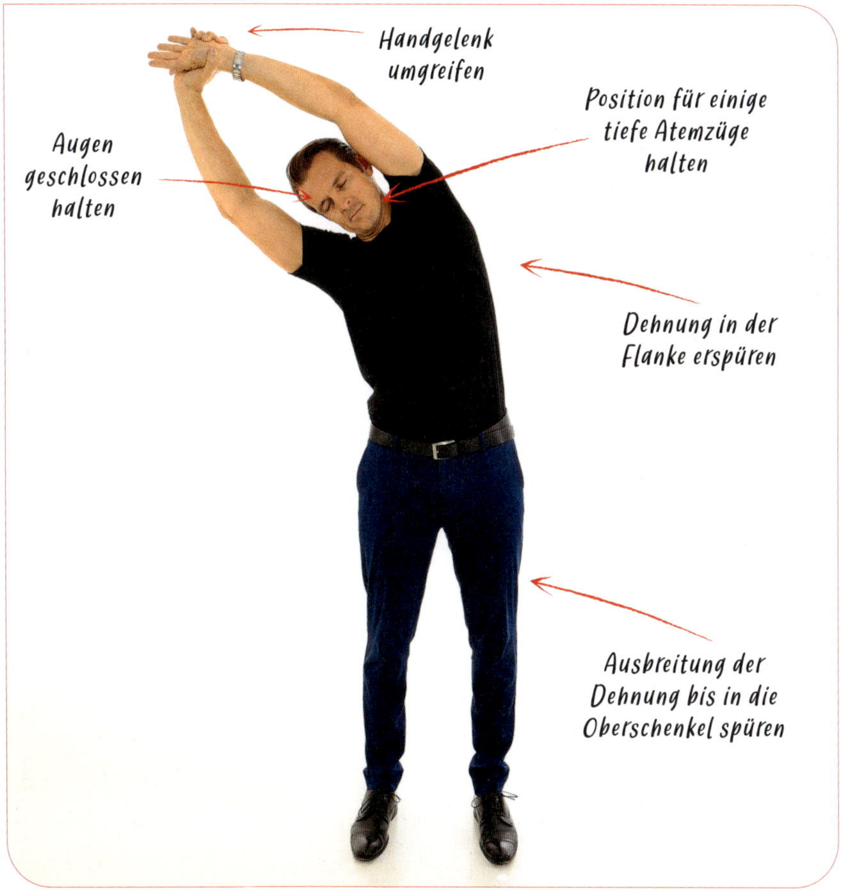

Das bringt's: Durch die sanfte Mobilisierung und Dehnung sind Dysbalancen und Bewegungseinschränkungen der LL gezielt wahrnehmbar.

Tipp: Achten Sie darauf, den Oberkörper weder nach vorne noch nach hinten zu kippen.

Rückkehr: Ausatmend kehren Sie in den aufrechten Stand zurück und spüren der Übung nach.

Beinaußenseite aktivieren

1 Legen Sie die Hände locker auf die Hüften. Dann verlagern Sie das Gewicht auf das linke Bein und tippen Sie mit dem rechten Fußballen seitlich auf den Boden. Kehren Sie zur Ausgangsposition zurück und wechseln Sie das Standbein.

2 Führen Sie nun die Bewegung dynamischer aus und bringen Sie dabei jeweils einen Arm seitlich über den Kopf.

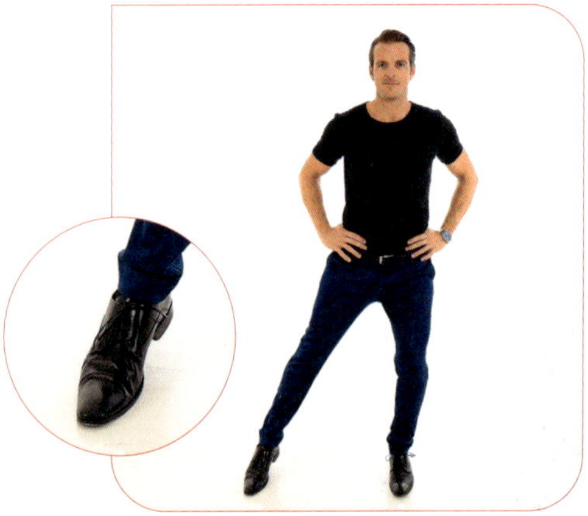

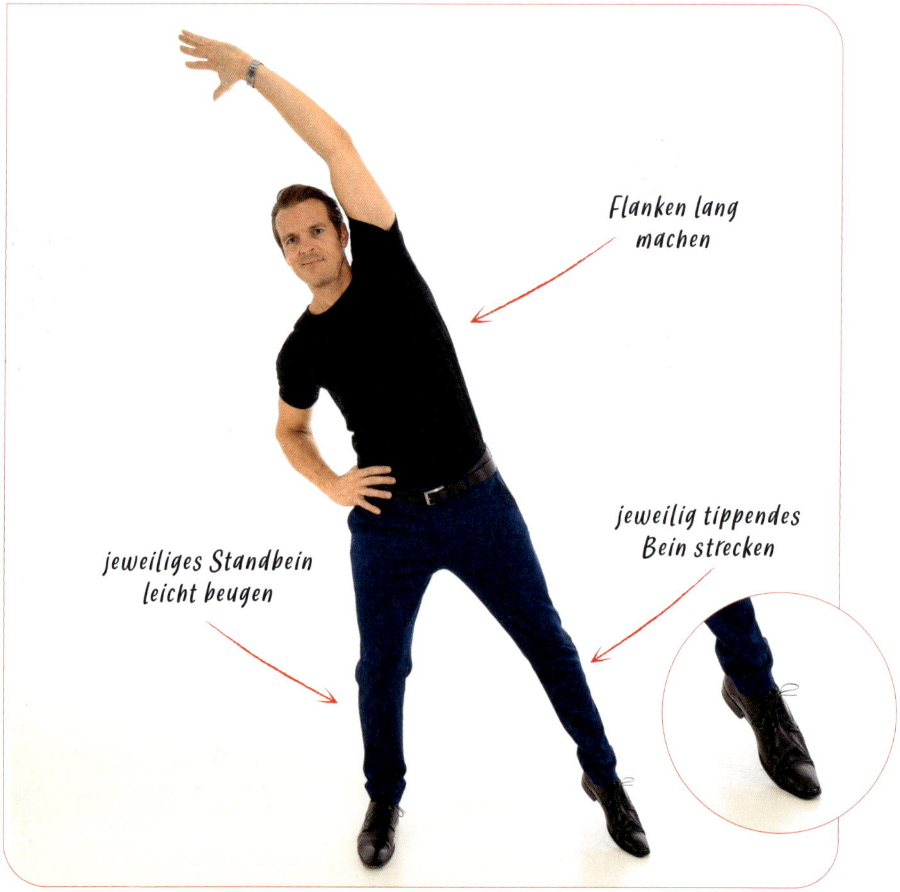

Das bringt's: Die Übung mobilisiert und erwärmt den gesamten Körper und schult die Gleichgewichtsfähigkeit. Ebenso wird das Herz-Kreislauf-System aktiviert.

Tipp: Werden Sie größer in den Ausfallschritten und steigern Sie zunehmend die Geschwindigkeit der Bewegung, bis Sie in einen dynamischen Bewegungsfluss gelangen.

Rückkehr: Abschließend kehren Sie ausatmend in den aufrechten Stand zurück. Kommen Sie in einen ruhigen Atemfluss.

Körper pendeln lassen

1 Aus dem schulterbreiten Stand strecken Sie den rechten Arm nach oben und neigen dabei einatmend den Oberkörper nach links. Lösen Sie ausatmend die Dehnung auf und senken Sie den rechten Arm wieder ab. Führen Sie dann die Bewegung zur Gegenseite aus.

2 Lösen Sie bei der Pendelbewegung das nicht belastete Bein vom Boden, Arm und Bein sind dann fast in einer Diagonale.

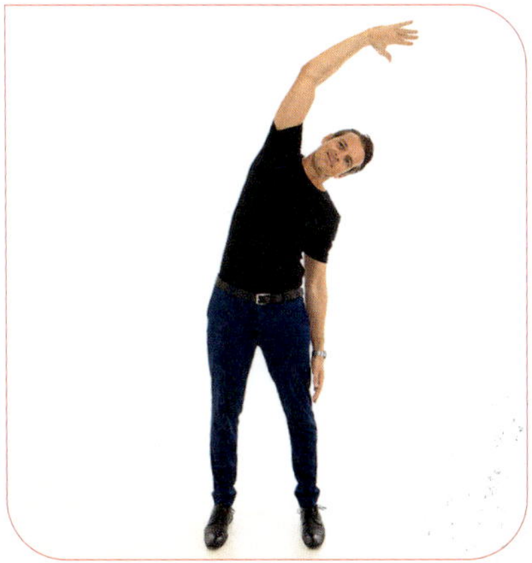

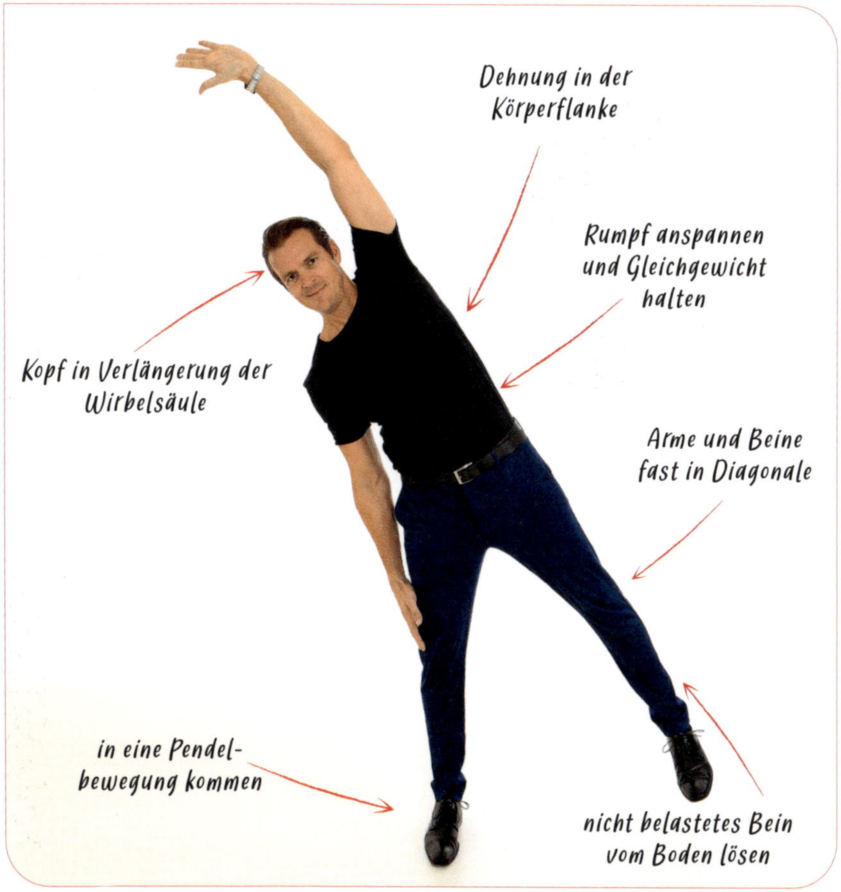

Das bringt's: Durch diese Übung werden die Laterallinien erwärmt und ganzheitlich stimuliert. Zudem wird der Gleichgewichtssinn gefördert.

Tipp: Verlagern Sie das Gewicht mehr und mehr und kommen Sie in eine dynamische Pendelbewegung. Dabei mit dem Oberkörper nicht nach vorne oder hinten ausweichen.

Rückkehr: Kehren Sie in den aufrechten Stand zurück. Schütteln Sie abschließend Arme und Beine aus.

Rumpf seitwärts stretchen

1 Führen Sie einatmend aus dem aufrechten Stand heraus die Arme über den Kopf und umgreifen mit der rechten Hand das linke Handgelenk. Neigen Sie ausatmend den Oberkörper mit geradem Rücken, gebeugten Knien und ausgestreckten Armen vor.

2 Drehen Sie sich einatmend zur Seite. Schieben Sie das Becken gegen die Drehrichtung. Atmen Sie einen tiefen Atemzug in die Dehnung und kommen Sie dann ausatmend zur Mitte zurück. Dann greifen Sie das andere Handgelenk und üben zur anderen Seite.

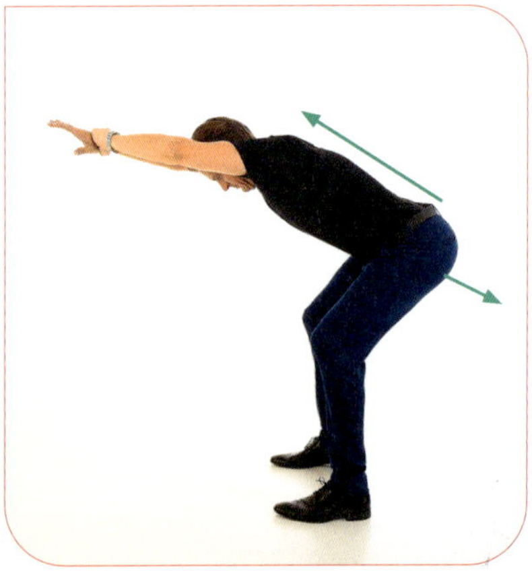

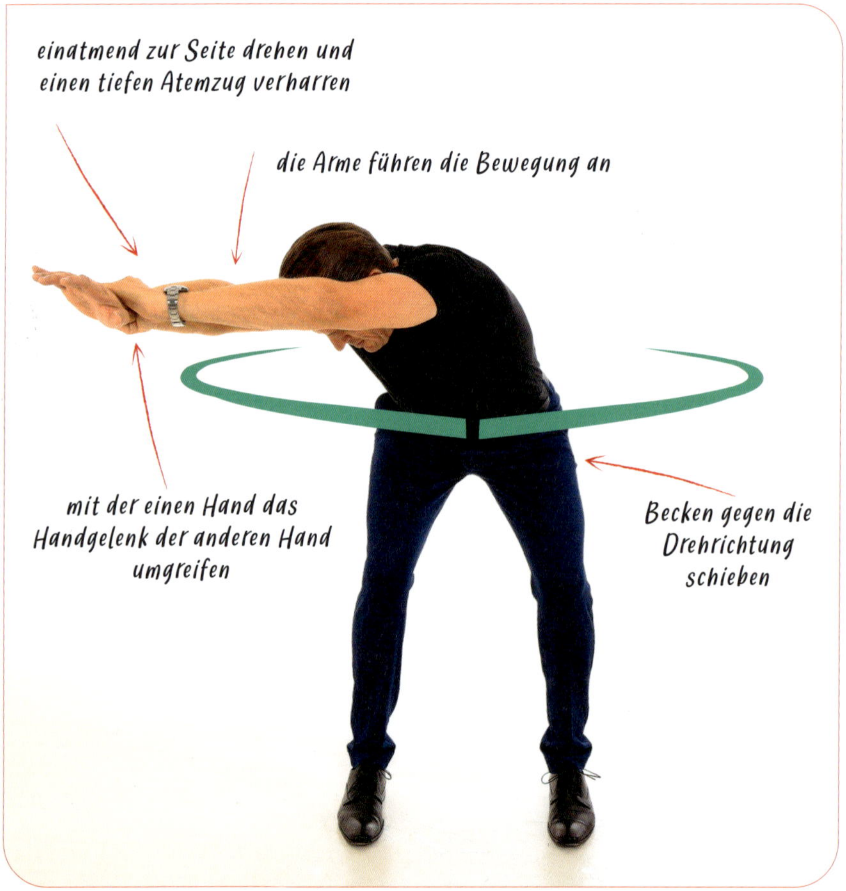

Das bringt's: Diese Übung dehnt gezielt den oberen Verlauf der Laterallinien. Zudem wird der Hüft- und Beckenbereich stimuliert.

Tipp: Neigen Sie sich so weit nach vorne, bis Sie in der Beinrückseite und im unteren Rücken ein leichtes Ziehen verspüren.

Rückkehr: Kommen Sie abschließend in den aufrechten Stand zurück und spüren Sie nach.

Flanken lang machen

1 Stehen Sie aufrecht. Dann verlagern Sie das Gewicht auf das rechte Bein. Schließlich kreuzen Sie in einem großen Ausfallschritt mit dem linken Bein nach hinten, sodass sich rechtes und linkes Bein überkreuzen.

2 Strecken Sie Ihre Arme nach oben und neigen Sie einatmend den Oberkörper zur Seite. Durch sanften Zug am Handgelenk des linken Arms verstärken Sie die Dehnung. Halten Sie die Position einige Atemzüge lang, dann folgt der Seitenwechsel.

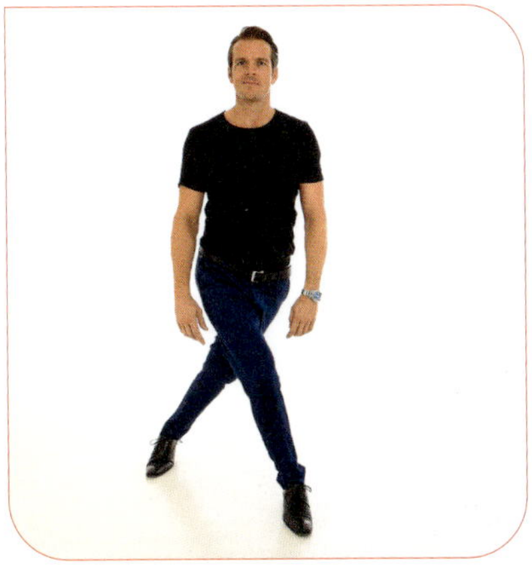

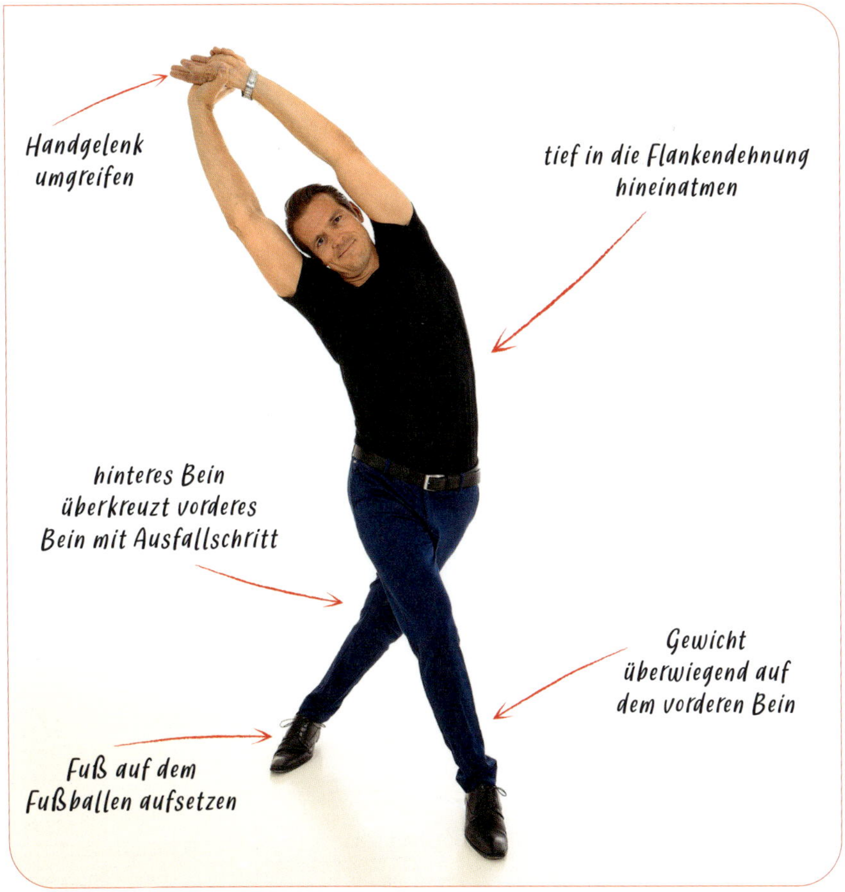

Das bringt's: Die Flankendehnung sorgt für eine wohltuende Dehnung der gesamten Laterallinien.

Tipp: Achten Sie darauf, den Ausfallschritt nach hinten nur so groß zu machen, wie Sie das Gleichgewicht halten können.

Rückkehr: Kommen Sie in den aufrechten Stand zurück. Entspannen Sie abschließend Ihre Flanken durch leichtes Rotieren des Oberkörpers, die Arme pendeln mit.

Körperseiten crunchen

1 Aus einem schulterbreiten Stand heraus verlagern Sie das Gewicht auf das leicht gebeugte rechte Bein. Strecken Sie einatmend den linken Arm nach oben über den Kopf. Die gedehnte Seite bildet annähernd eine Diagonale.

2 Heben Sie jetzt das linke Bein an und bringen Sie Ellenbogen und Knie zusammen. Aktivieren Sie dabei die Bauchmuskulatur, um das Gleichgewicht besser auszubalancieren. Führen Sie die Übung mehrmals durch, dann folgt der Seitenwechsel.

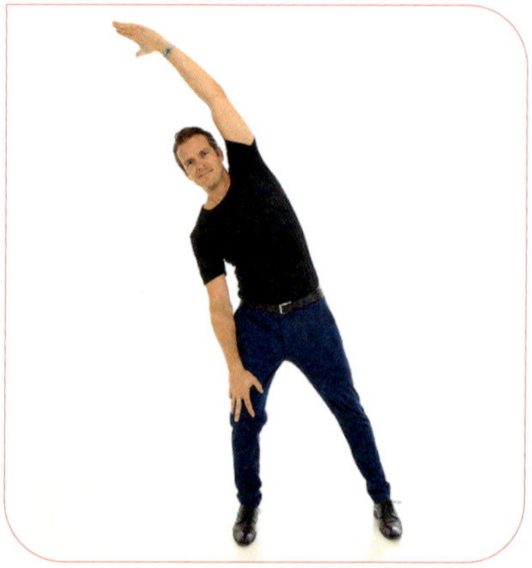

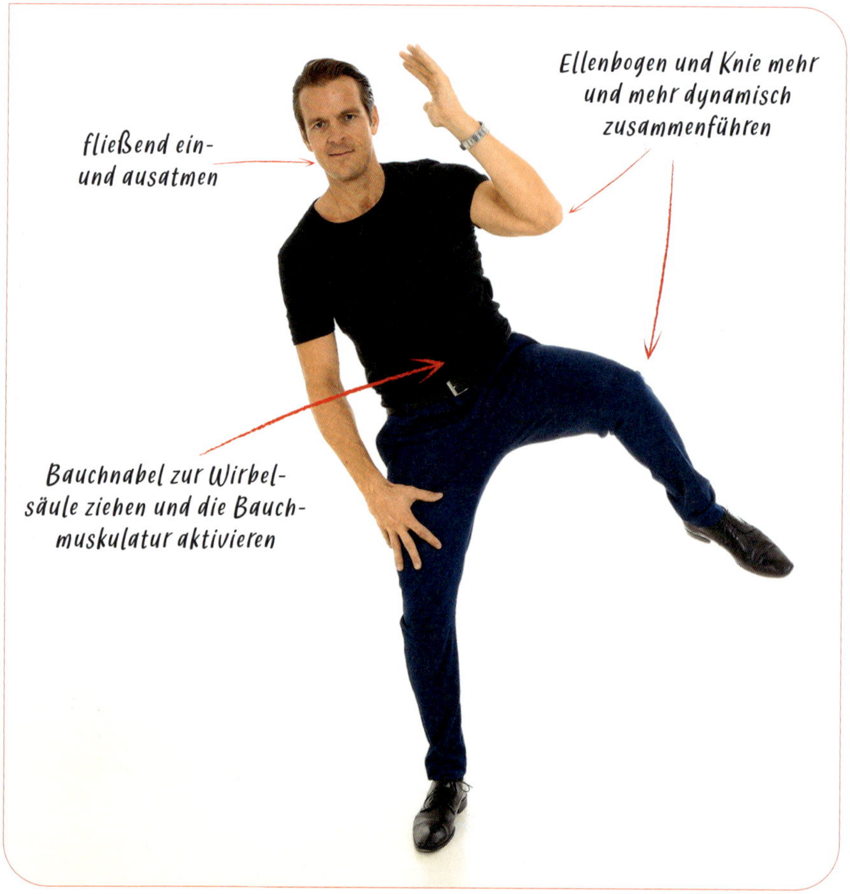

Das bringt's: Die dynamische Lateralflexion fördert den Gleichgewichtssinn, dehnt die gesamte seitliche Rumpfmuskulatur und kräftigt sie.

Tipp: Führen Sie Ellbogen und Knie dynamisch zusammen. Beim Auseinandergehen von Knie und Bein kommen Sie in eine Diagonale: Der Arm ist gestreckt und das linke Bein tippt auf den Boden.

Rückkehr: Kehren Sie danach wieder in den aufrechten Stand zurück und schütteln Sie die Beine aus. Zu welcher Seite war die Bewegungsausführung einfacher?

Körpergewicht verlagern

1 Stehen Sie mit fast geschlossenen Füßen im aufrechten Stand. Die Beine sind leicht gebeugt und die Arme sind um 90° nach vorne abgewinkelt. Machen Sie Ausfallschritte im Wechsel zu den Seiten und ziehen Sie jeweils das andere Bein nach.

2 Gehen Sie dann zu katapultartigen Sprüngen über, um die Übung zu intensivieren. Dabei landen Sie wie ein »Ninja« und federn dann vom Fußballen wieder ab und springen zur Gegenseite.

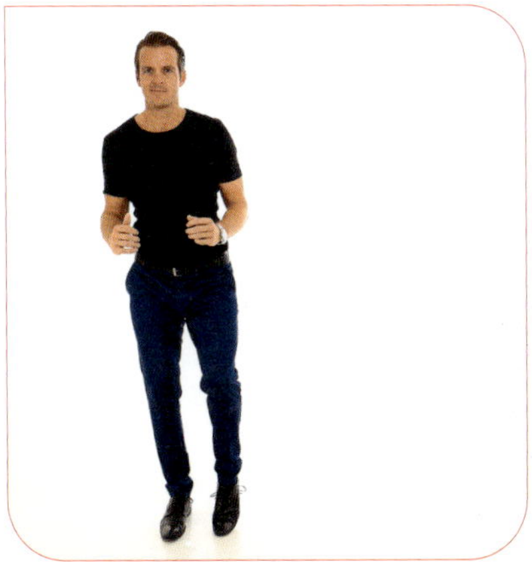

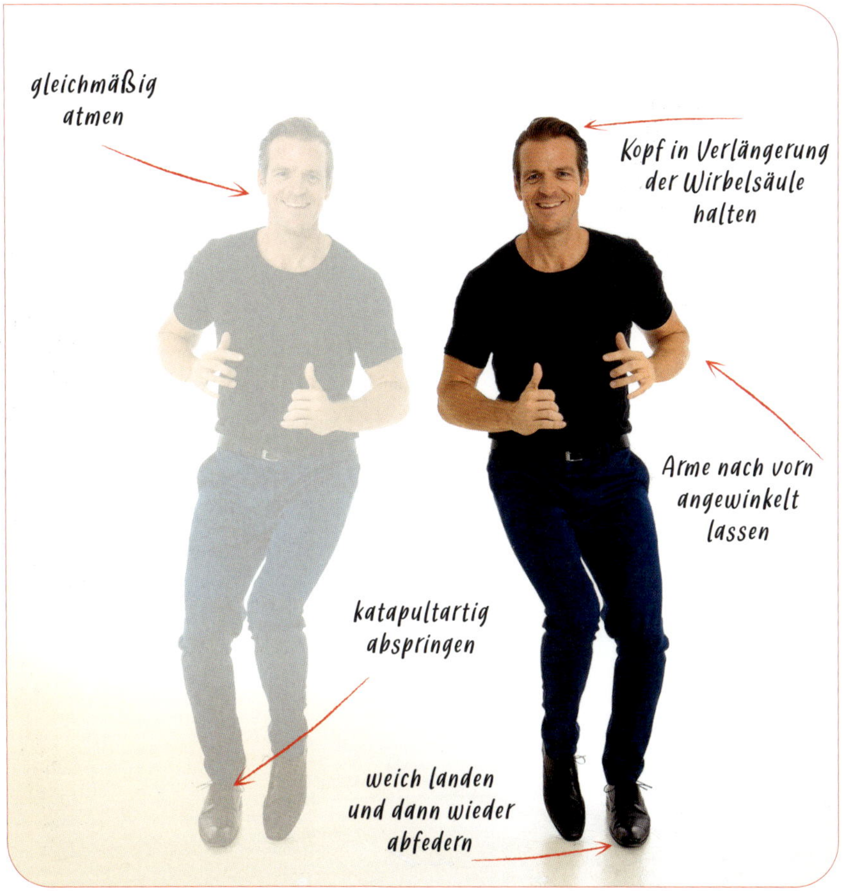

Das bringt's: Das katapultartige Abfedern von der einen zur anderen Seite stimuliert die unteren Laterallinien. Koordinative Fähigkeiten, wie z. B. die Gleichgewichtsfähigkeit, werden trainiert.

Tipp: Variieren Sie individuell Sprunghöhe, Frequenz und Sprungweite. Achten Sie aber weiterhin auf eine korrekte Bewegungsausführung und einen gleichmäßigen Atemfluss.

Rückkehr: Reduzieren Sie allmählich die Dynamik und gehen Sie in langsame Seitschritte über. Kehren Sie abschließend in den aufrechten Stand zurück und spüren Sie nach.

Körper seitlich neigen

1 Stehen Sie aufrecht und etwas mehr als schulterbreit. Strecken Sie die Arme seitlich auf Schulterhöhe aus, die Schultern bleiben dabei tief.

2 Neigen Sie einatmend den Oberkörper möglichst dynamisch zur einen und dann zur andere Seite, ohne nach vorne oder hinten auszuweichen.

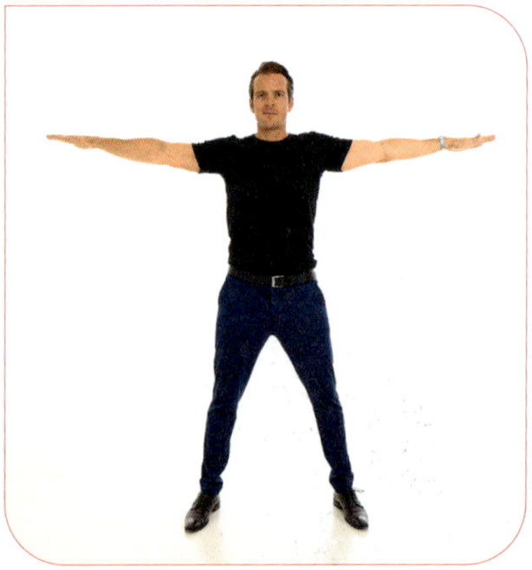

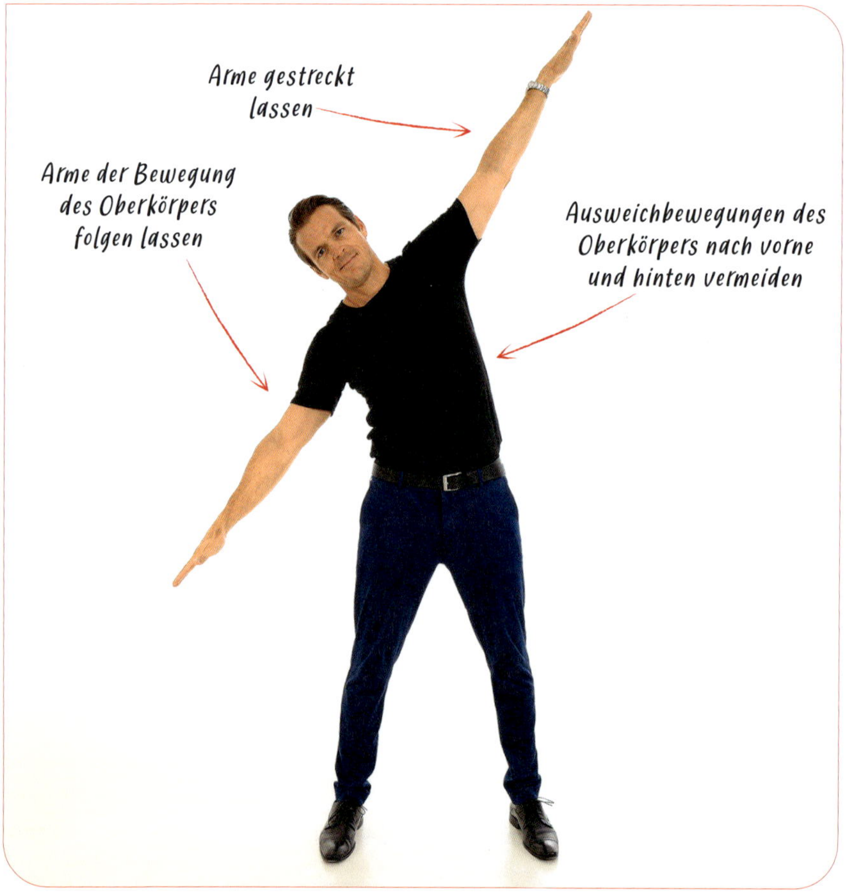

Das bringt's: Die Pendelbewegung lockert die myofaszialen Strukturen der Laterallinien auf.

Tipp: Werden Sie in der Bewegungsausführung dynamischer, indem Sie mit mehr Schwung zu den Seiten pendeln und damit die Dehnung verstärken. Lassen Sie den Atem bewusst fließen.

Rückkehr: Kommen Sie zurück in den aufrechten Stand. Arme und Schultern hängen locker und entspannt. Nehmen Sie die wohltuende Wirkung in den Körperflanken wahr.

Lateralllinien erspüren

1 Stehen Sie locker in einem hüftbreiten Stand und schließen Sie die Augen. Dann machen Sie sich abwechselnd mit den Armen so groß wie möglich – als wollten Sie hoch oben über Ihrem Kopf Äpfel pflücken.

2 Neigen Sie einatmend den Oberkörper mit beiden gestreckten Armen zur Seite und machen Sie sich so lang wie möglich.

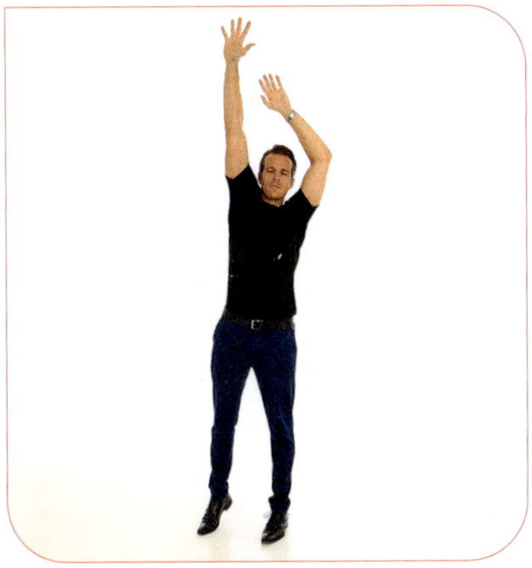

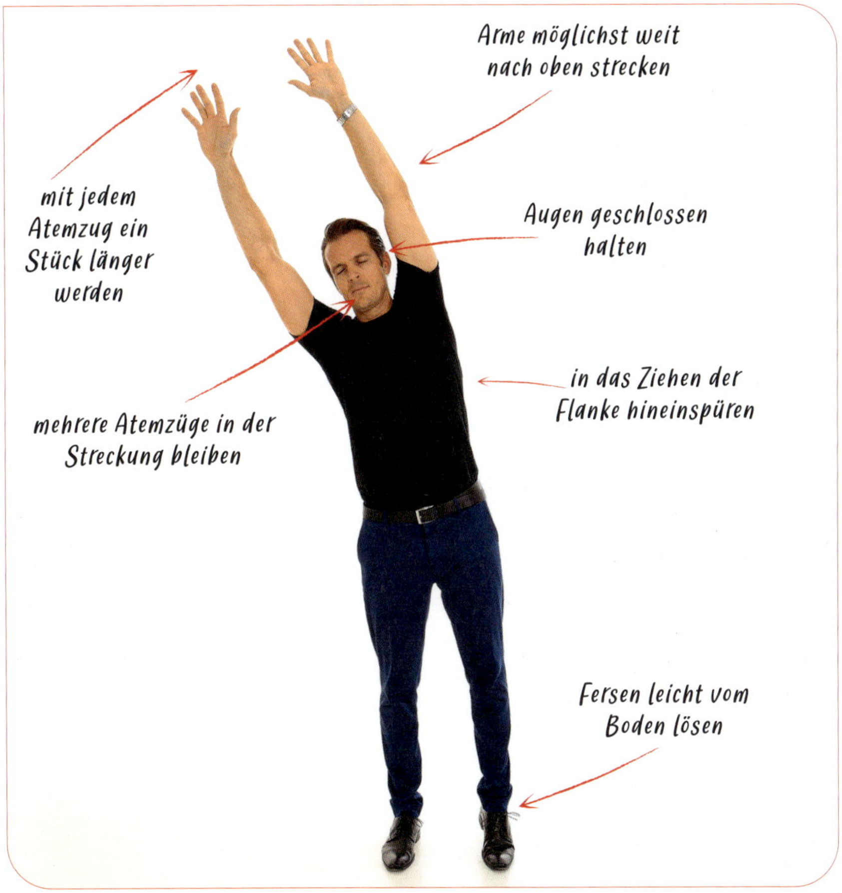

Das bringt's: Die seitlichen Streckungen sprechen behutsam die Laterallinien an.

Tipp: Wandern Sie vor dem inneren Auge die Laterallinien entlang, um diese intensiv zu spüren. Starten Sie bei den Füßen, dann geht es seitlich entlang der Beine bis hinauf zu den Flanken des Brustkorbes.

Rückkehr: Spüren Sie nach: Unterscheiden sich Ihre rechte und linke Körperseite hinsichtlich Verspannungen und Bewegungseinschränkungen? Öffnen Sie Ihre Augen wieder.

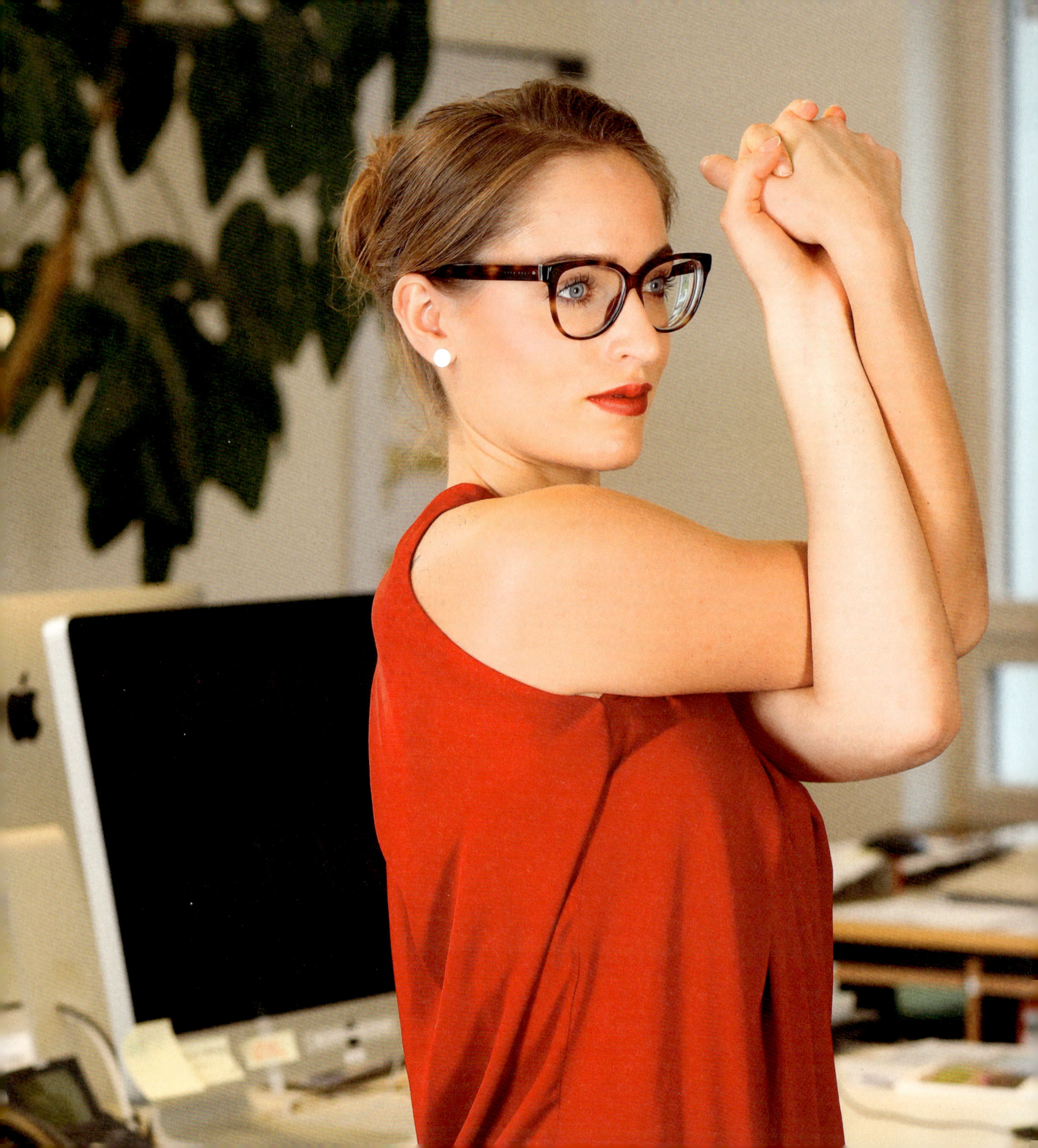

Faszientraining für die Armlinien

Fehlhaltungen der Arme und Schultern mit Auswirkungen auf das gesamte Achsenskelett, Engpass-Syndrome wie Karpaltunnelsyndrom an der Hand oder Impingementsyndrom an der Schulter, kräftig ausgebildete vordere Armlinien durch lang andauernde sitzende Tätigkeiten, wodurch andere Leitbahnen zu Dysbalancen neigen … Alles gute Gründe, Ihre Armlinien zu aktivieren und zu trainieren!

Die Armlinien kurz erklärt

Die Armlinien verlaufen vorder- und rückseitig, ausgehend von der Hals- und Brustwirbelsäule über den Schultergürtel bis in die einzelnen Finger und beziehen dabei die oberen Extremitäten und Teile des Rumpfes mit ein. Sie haben keine strukturgebende Haltungsfunktion, geben aber Belastungen an den Rumpf weiter.

Die Armlinien (AL) bilden die Verbindungsstelle zwischen den oberen Extremitäten und dem Rumpf. Sie übertragen und verteilen Bewegungskräfte auf die myofaszialen Schichten des Rumpfes und unterstützen Bewegungsaktivitäten, wie etwa Gehen, Laufen und Springen. Untergliedert sind sie in vier Linien. Ausgehend vom Achsenskelett durchziehen sie die vier Lagen der Schultergewebe und die vier Seiten der Arme bis zu den Handinnenflächen (»Oberflächliche Frontale Armlinien«; OFAL), zu den Handrücken (»Oberflächliche Rückwärtige Armlinien«; ORAL), zu den Daumen (»Tiefe Frontale Armlinien«; TFAL) und zu den kleinen Fingern (»Tiefe Rückwärtige Armlinien«; TRAL).

Die OFAL (Seite 111, Bild 1) beginnen auf der Vorderseite des Körpers. Ausgehend von den Schlüsselbeinen, den mittleren Rippen und den mittleren großen Brustmuskeln verlaufen die OFAL zunächst zum kleinen Brustmuskel und von dort aus zu den Oberarmen zum Ellenbogen bis in die Handflächen. Ebenso besteht eine Verbindung zwischen den drei oben genannten Ansatzstellen der Körpervorderseite und den großen Rückenmuskeln (M. latissimus dorsi) auf der Körperrückseite. So ermöglichen die OFAL, Armbewegungen vor und neben dem Körper kontrolliert auszuführen. Durch die Steuerung des Handgelenks und der Finger sind die OFAL zudem am Haltegriff beteiligt.

Die TFAL (Seite 111, Bild 1) führen von den kleinen Brustmuskeln aus vorderseitig entlang des Oberarms (M. coracobrachialis) zum Bizeps bis in die Muskeln der Daumenballen. Sie dienen primär der Stabilisierung. Zudem beeinflussen sie Seitwärtsbewegungen des Oberkörpers und bestimmen die Handhaltung bei frei herabhängendem Arm.

Die ORAL (Seite 111, Bild 2) gehen vom Trapezmuskel aus. Von dort verlaufen sie über die Schultermuskeln (M. deltoideus) unterhalb der Oberarmmuskeln entlang zu den Streckmuskeln der Unterarme bis hinunter zu den Handrücken bzw. den einzelnen Fingern. Als Gegenspieler der OFAL steuern sie unter anderem das Anheben von Schulter und Arm.

Die TRAL (Bild 2) verlaufen ausgehend von der unteren Hals- und oberen Brustwirbelsäule über die Rautenmuskeln zu den Schulterblättern. Von dort reichen sie von den Muskeln der Rotatorenmanschette über den dreiköpfigen Armmuskel (M. trizeps) bis zu den Muskeln der kleinen Fingerballen. Sie arbeiten mit den TFAL zusammen und beeinflussen somit Seitwärtsbewegungen des Oberkörpers.

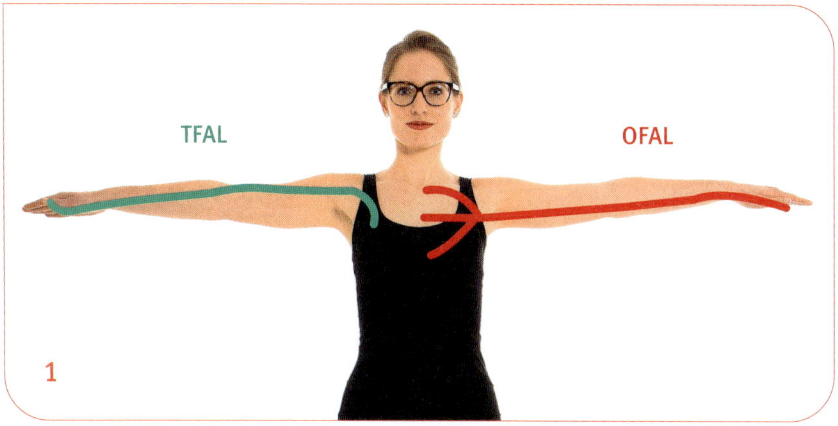

1

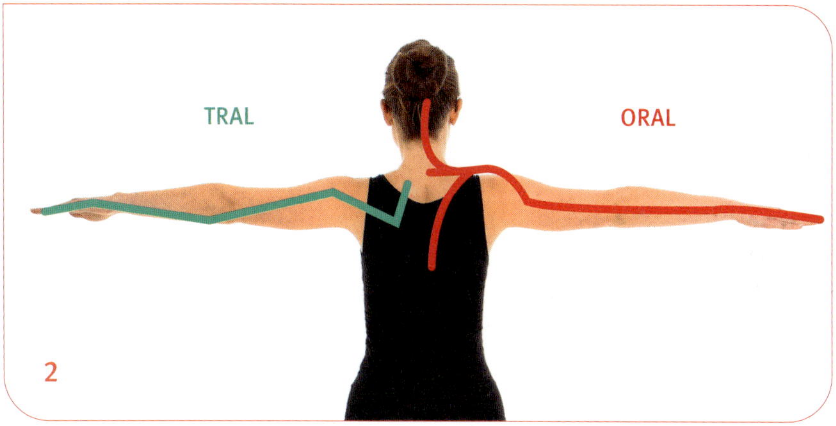

2

Die Armlinien haben sowohl Beweglichkeits- als auch Stabilitätsfunktionen, wie beispielsweise die Ab- und Adduktion des Armes, also Bewegungen von der Körpermitte weg oder zu ihr hin. Um kontrollierte Bewegungen auszuführen, müssen Sie mit anderen myofaszialen Leitbahnen zusammenarbeiten. Die Armlinien zählen bei der aufrechten Haltung nicht zur strukturgebenden Basis. Durch ihr Eigengewicht und ihre hohe Beweglichkeit können sie jedoch die Körperhaltung im Alltag, hierzu gehört beispielsweise die Computerarbeit am Arbeitsplatz, maßgeblich beeinflussen und Kompensationsmuster hervorrufen.

Bei alltäglichen Haltungen, wie dem Sitzen oder Stehen, sowie bei sportlichen Tätigkeiten, wie etwa dem Tennis, üben die Arme und Schultern bei Fehlbelastungen Zug auf das gesamte Achsenskelett aus. Häufig sind die vorderen Armlinien kräftiger ausgebildet, da unsere Körperhaltung im Alltag und beim Sport eher nach vorne ausgerichtet ist, und weisen somit eine höhere Zugspannung auf, wodurch wiederum andere Leitbahnen in Mitleidenschaft gezogen werden. Fehlhaltungen können zu Engpass-Syndromen (z. B. Karpaltunnelsyndrom an der Hand oder Impingementsyndrom an der Schulter) führen. Hier kommt es infolge von Überlastungen und kompensatorischen Fehlstellungen zu degenerativen Prozessen und schmerzhaften Beweglichkeitseinschränkungen.

Des Weiteren wirken sich nicht selten körperteilspezifische Überlastungen, z. B. vom Ellenbogen ausgehend, auf die Brustwirbelsäule aus. Aber auch Bewegungseinschränkungen des Schultergürtels können zu Einschränkungen der Rippen, des Nackens und der Atmung führen.

Testen Sie Ihre Armlinien

Der Armlinien-Test fokussiert die funktionelle Schulterbeweglichkeit. Dabei werden auf beiden Seiten die Bewegungsradien der Schultergelenke durch eine Kombination von Adduktion und Innenrotation (unterer Arm) mit Abduktion und Außenrotation (oberer Arm) überprüft.

Grundstellung: Stellen Sie sich aufrecht und hüftbreit hin. Beide Fußspitzen zeigen dabei nach vorne. Die Knie sind leicht gebeugt, die Arme hängen locker neben dem Körper. Führen Sie diesen Test zunächst seitlich vor einem Spiegel durch, um ein Gefühl für die Schulterbeweglichkeit zu erhalten.

Rot	**Achtung!** Falls die Fingerspitzen einander nicht berühren, liegen deutliche Funktionseinschränkungen in den AL vor. Sie sollten diesen mithilfe unseres Trainings gezielt entgegenwirken.
Gelb	**Vorsicht!** Die Fingerspitzen berühren sich gerade so. In der Regel liegen bereits leichte Bewegungseinschränkungen in den AL vor. Führen Sie unser Programm in regelmäßigen Abständen immer wieder durch.
Grün	**Weiter so!** Sie können Ihre Hände beschwerdefrei ineinanderschieben. Bauen Sie präventiv Übungen zu den AL in Ihren (Trainings-)Alltag ein, um die Beweglichkeit zu erhalten.

Durchführung:

- Aus der Grundstellung heraus strecken Sie den rechten Arm über den Kopf und führen die Handinnenfläche zum Nacken. Dann legen Sie den Handrücken des linken Arms locker auf den unteren Rücken.
- Wandern Sie in einer möglichst fließenden Bewegung mit den Händen den Rücken entlang, sodass sie sich einander annähern. Sobald Sie ein leichtes Ziehen verspüren, verharren Sie in dieser Position für ein paar Atemzüge. Vermeiden Sie ruckartige Bewegungen.
- Merken Sie sich, ob die Fingerspitzen einander berühren oder Sie die Hände gar ineinanderschieben können. Falls sich Ihre Fingerspitzen nicht berühren, schätzen Sie den Abstand zwischen den Fingerspitzen mithilfe eines Spiegels ab.
- Lösen Sie die Dehnung behutsam auf und nehmen Sie die Arme nach unten. Vergleichen Sie das Ergebnis mit der links stehenden Prüfampel.
- Dann wiederholen Sie den Test auf der Gegenseite.

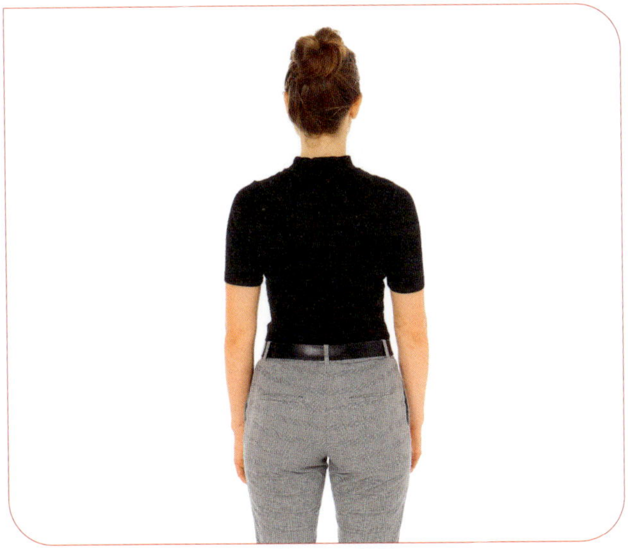

Grundstellung

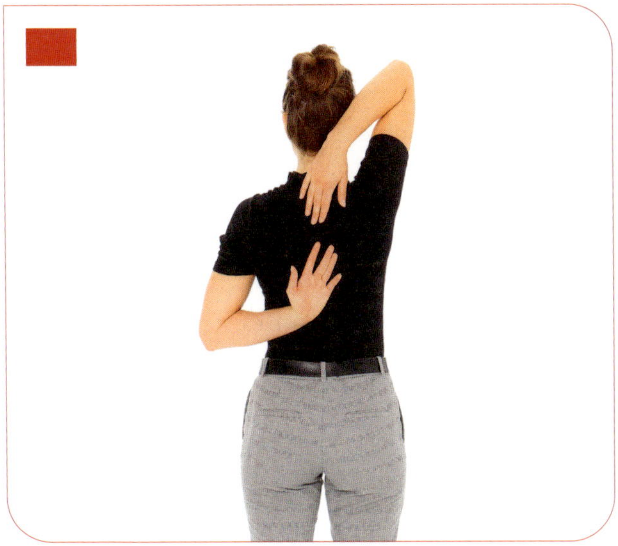

Programm & einzelne Übungen oft durchführen!

Programm & einzelne Übungen immer wieder durchführen!

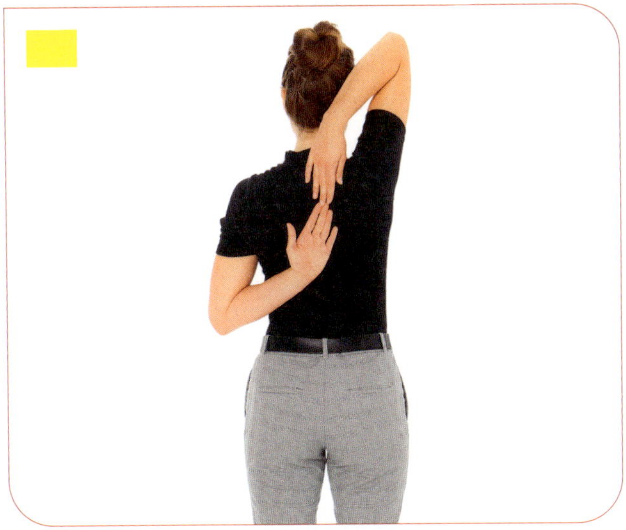

Programm & einzelne Übungen gelegentlich durchführen!

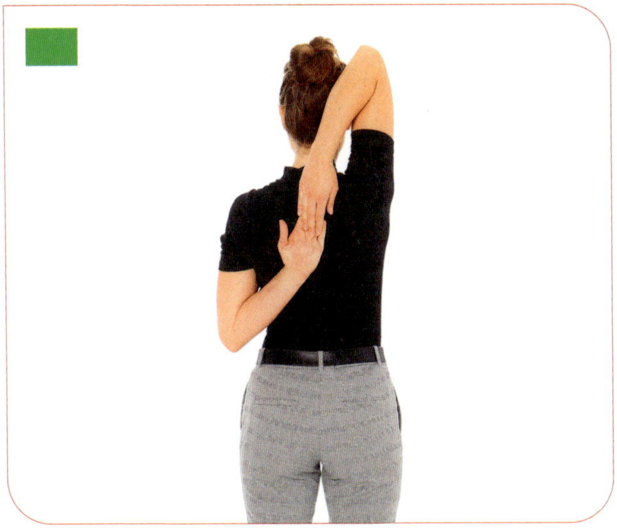

Das Programm kurz erklärt

Unser Armlinien-Programm hat eine Übungszeit von bis zu 25 Minuten. Der Schultergürtel als Verbindungselement zwischen Arm und Rumpf steht im Zentrum dieses Programms.

Spüren Sie mithilfe des »Armlinien-Scans« von der Brust über den Schultergürtel in die Arme hinein. Anschließend beginnen Sie die Mobilisationsphase mit »Schultern mobilisieren« und »Arme dynamisch verdrehen«, um den Schultergürtel auf die spezifischen Armlinien-Übungen einzustimmen. Es folgen die faszialen Dehnungsübungen »Arme lang machen« und »Schultergürtel dehnen«, wodurch der Oberkörper myofaszial gedehnt und aktiviert wird. So halten Sie die Strukturen des Schultergürtels beweglich. Mithilfe der Tonisierungsübung »Arme kräftigen« stärken Sie Ihre gesamten Armlinien. Beim »Arme wippen« sorgen die federnden Mini-Wippbewegungen für den elastischen Rückfederungseffekt myofaszialer Strukturen des Schultergürtels. Daraufhin folgt die Übung »Armspannung lösen«, bei der Sie durch lockeres Schwingen nach hinten Mobilisationseffekte im Schultergürtel und in der Brustwirbelsäule erzielen. Mit der Focusing-Übung »Armlinien erspüren« schließen Sie das Programm ab. Wichtig ist, bewusst in den Verlauf der Armlinien hineinzuspüren.

Ziele	Übungen	Dauer
Wahrnehmung	1. Armlinien-Scan	bis 3 Min.
Mobilisation	2. Schultern mobilisieren	bis 2 Min
	3. Arme dynamisch verdrehen	bis 2 Min
Fasziales Dehnen	4. Arme lang machen	bis 3 Min.
	5. Schultergürtel dehnen	bis 3 Min.
Tonisieren	6. Arme kräftigen	bis 3 Min.
Federn & Schwingen	7. Arme wippen	bis 2 Min
	8. Armspannung lösen	bis 3 Min
Focusing	9. Armlinien erspüren	bis 4 Min.
Mini-Workout	Übungen 2, 3, 4, 6, 7	bis 12 Min.

Armlinien-Scan

1 Stehen Sie entspannt im aufrechten Stand und schließen Sie die Augen. Verschränken Sie die Hände am Hinterkopf und ziehen Sie einatmend die Ellenbogen nach hinten. Halten Sie diese Position für einige Atemzüge.

2 Führen Sie ausatmend die Ellenbogen nach vorne und spüren Sie, wie die Beweglichkeit im Schultergürtel mit jedem Atemzug zunimmt. Halten Sie auch diese Position für einige Atemzüge.

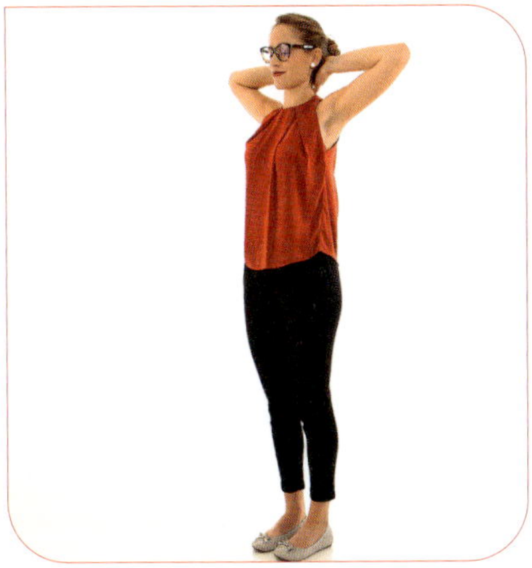

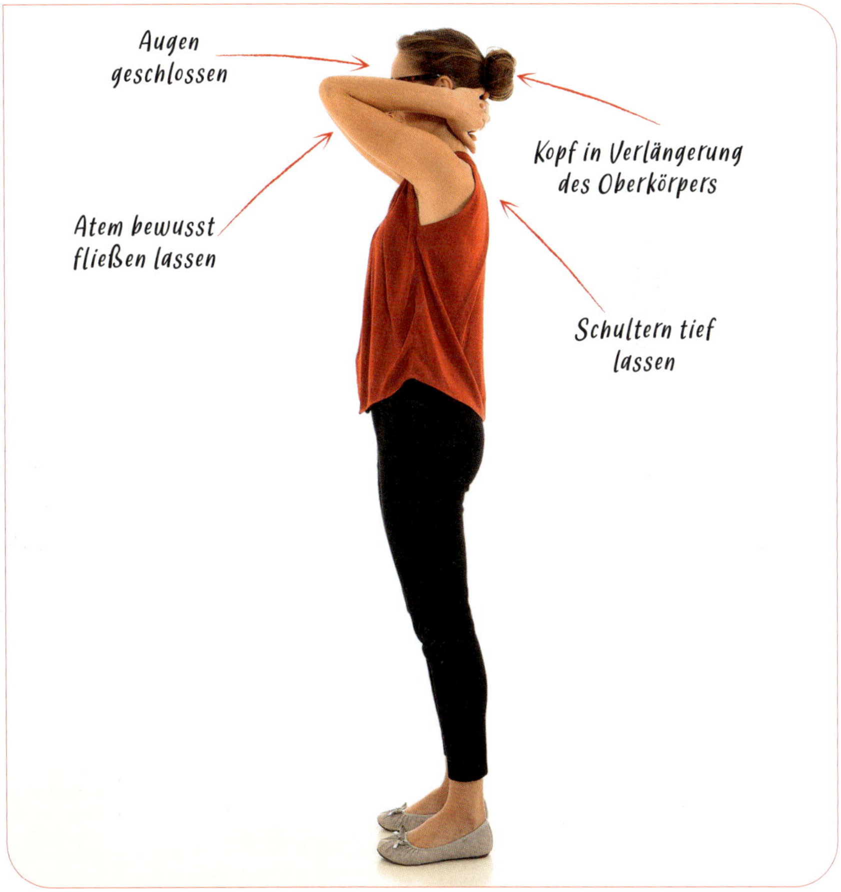

Das bringt's: An- und Entspannungszustände stimulieren die gesamten Armlinien und ermöglichen so das bewusste Nachspüren myofaszialer Strukturen im Arm- und Schulterbereich.

Tipp: Der Kopf befindet sich in Verlängerung der Wirbelsäule. Nehmen Sie achtsam wahr, ob Verspannungen im Schultergürtel und Brustkorb spürbar sind?

Rückkehr: Nehmen Sie die Arme wieder nach unten und lassen Sie Ihre Schultern hängen. Spüren Sie für einige Atemzüge über den Schultergürtel in die Armlinien hinein. Öffnen Sie dann die Augen.

Schultern mobilisieren

1 Stehen Sie hüftbreit und aufrecht. Führen Sie für einige Atemzüge mit den Schultern sanfte Kreise nach vorne aus. Lassen Sie die Kreise immer größer werden. Dann führen Sie die Kreisbewegungen nach hinten durch.

2 Legen Sie die Fingerspitzen auf den Schultern auf. Lassen Sie dann die Schultern für einige Atemzüge kreisen, zuerst nach vorne, anschließend nach hinten.

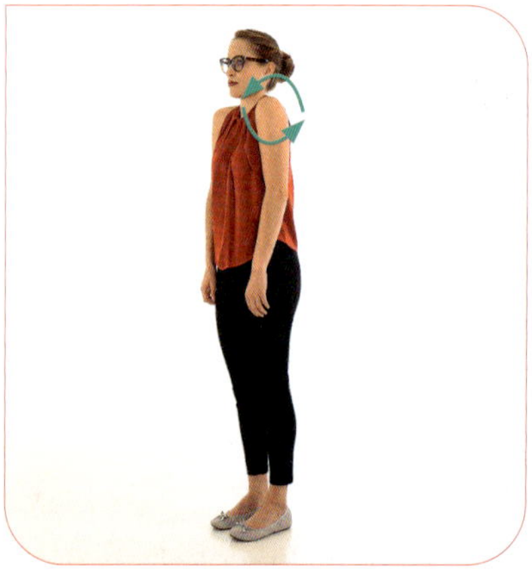

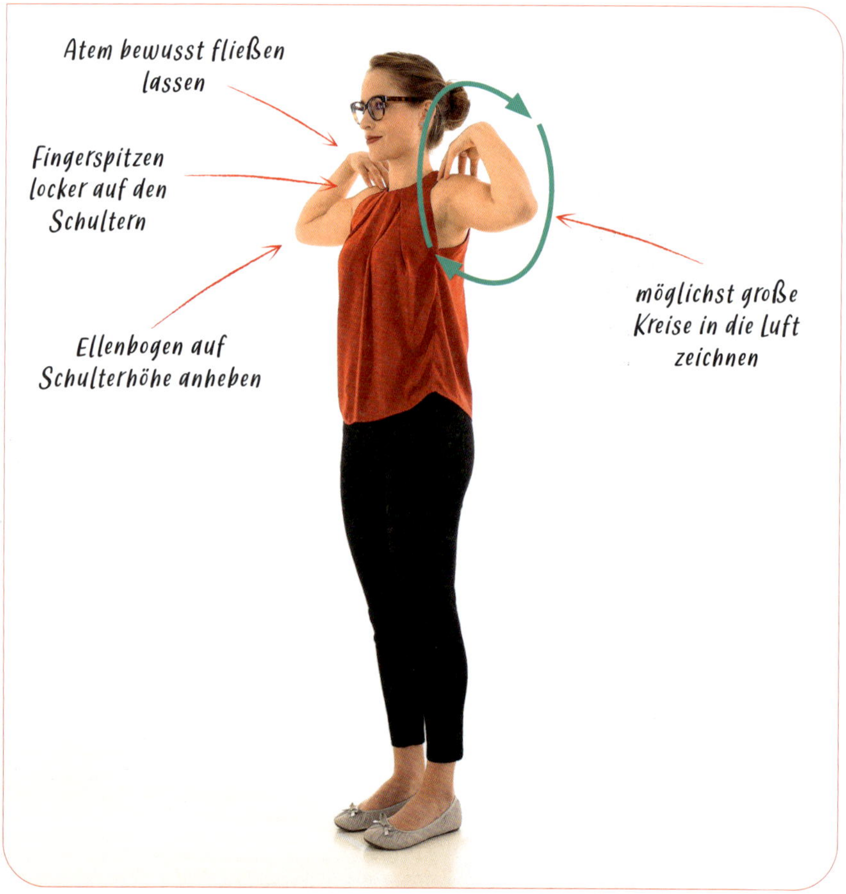

Das bringt's: Durch das Schulterkreisen wird das Schultergelenk mobilisiert. Gleichzeitig werden myofasziale Strukturen der Armlinien aktiviert und gelockert.

Tipp: Verfolgen Sie achtsam, ob das Kreisen Ihrer Schultern fließend und ohne Bewegungseinschränkungen erfolgt.

Rückkehr: Beenden Sie die Übung und spüren Sie im aufrechten Stand in Ihren Schultergürtel sowie Ihre Arme hinein.

Arme dynamisch verdrehen

1 Stehen Sie aufrecht und strecken Sie den rechten Arm zur Seite aus. Drehen Sie den Arm nach rechts, bis die Handfläche nach oben zeigt – dann wippen Sie in der Dehnung nach hinten.

2 Drehen Sie jetzt den Arm in die andere Richtung nach links, bis die Handfläche wieder nach oben zeigt – dann in der Dehnung nach hinten wippen. Anschließend folgt der Armwechsel.

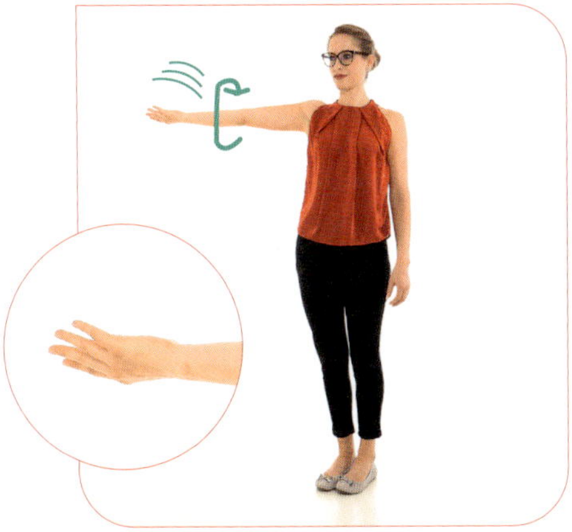

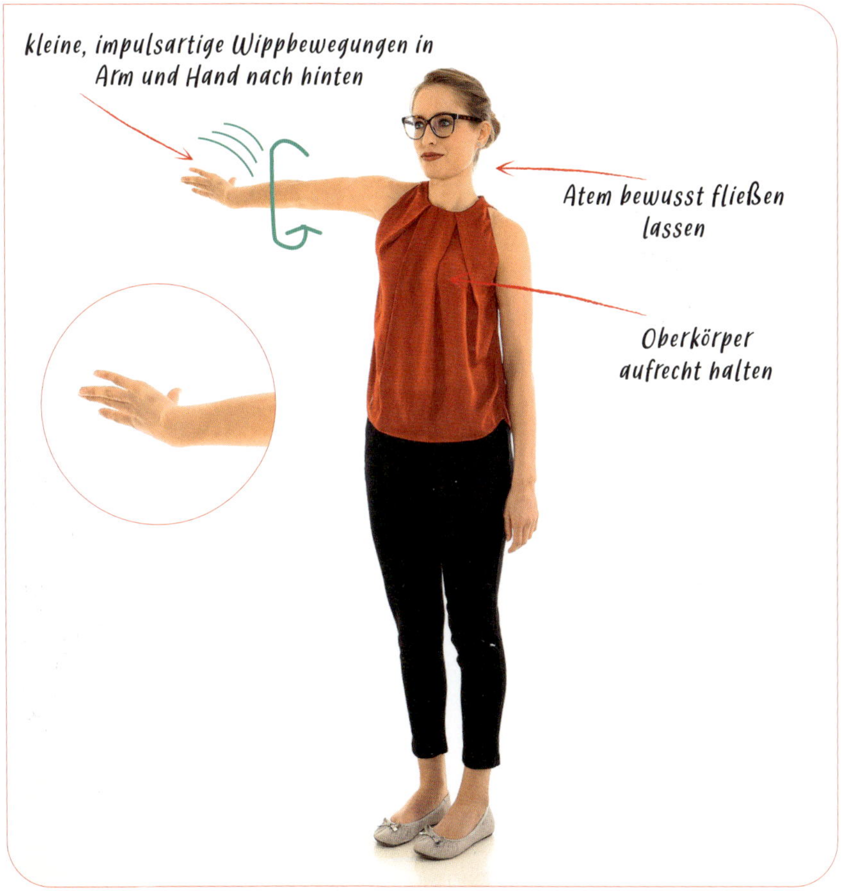

Das bringt's: Die Mobilisationsübung sorgt für die Bildung von Synovialflüssigkeit in den Gelenken und entsprechend für mehr Beweglichkeit in den Armlinien.

Tipp: Strecken Sie zuerst den Arm seitlich auf Schulterhöhe aus, dann den gestreckten Arm behutsam nach hinten führen, bis Sie eine Dehnung spüren. Dann drehen.

Rückkehr: Kommen Sie zurück in den aufrechten Stand und spüren Sie nach.

Arme lang machen

1 Beugen Sie aus dem aufrechten Stand heraus die Knie bis zu einer halben Kniebeuge. Achten Sie auf einen geraden Rücken. Strecken Sie dann die Arme nach oben und federn Sie mit ihnen über mehrere Atemzüge nach hinten.

2 Jetzt nehmen Sie die Arme vornüber nach unten und dann nach hinten, bis Sie eine Dehnung verspüren. Federn Sie wiederum für mehrere Atemzüge in der Dehnung.

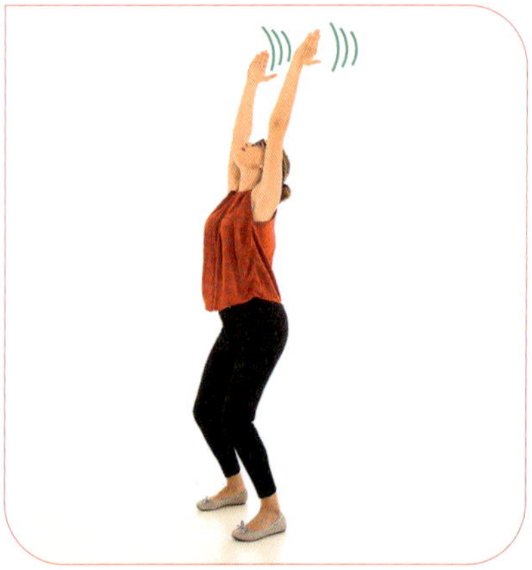

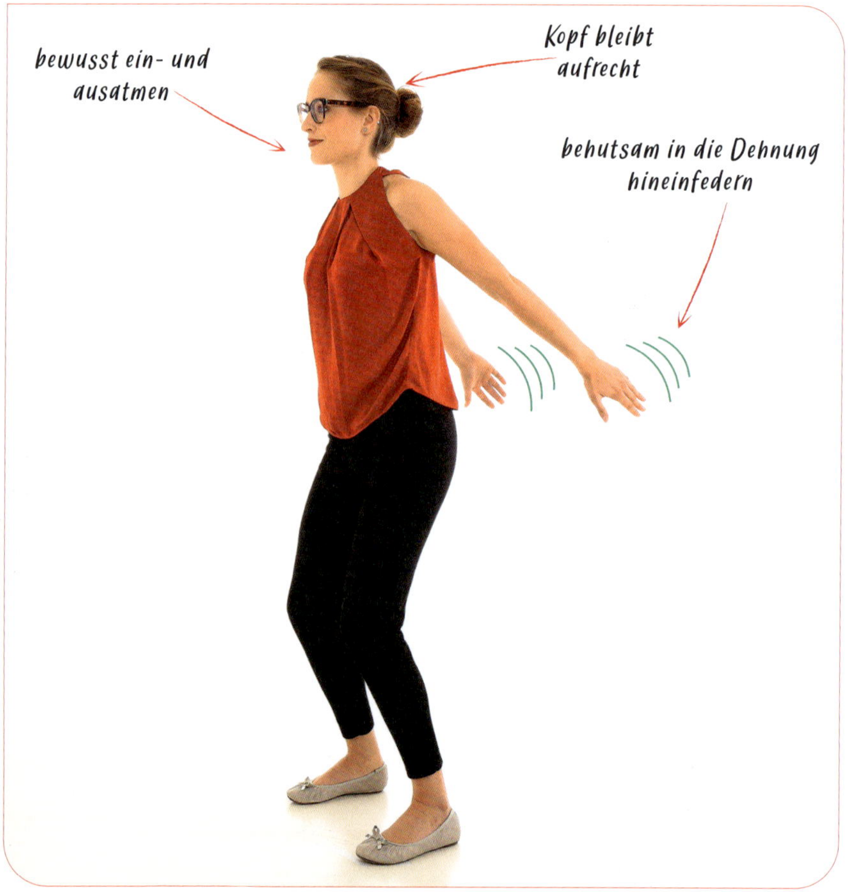

Das bringt's: Die kraftvolle Dehnhaltung stimuliert die myofaszialen Strukturen der Armlinien.

Tipp: Intensivieren Sie in beiden Positionen die Dehnung, indem Sie mit den Armen behutsam weiter nach hinten ziehen.

Rückkehr: Kehren Sie in den aufrechten Stand zurück und spüren Sie der Aktivierung nach.

Schultergürtel dehnen

1 Verschränken Sie im aufrechten Stand auf Schulterhöhe Ihre Arme ineinander und atmen Sie in die Dehnung im Schultergürtel hinein.

2 Schieben Sie die verschränkten Arme behutsam zur linken Seite und halten Sie die Position für mehrere Atemzüge. Dann führen Sie behutsam wippende Bewegungen zur linken Seite aus. Anschließend folgt der Seitenwechsel.

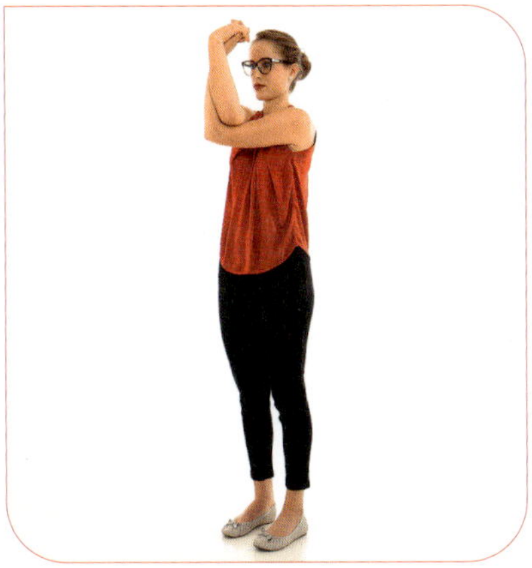

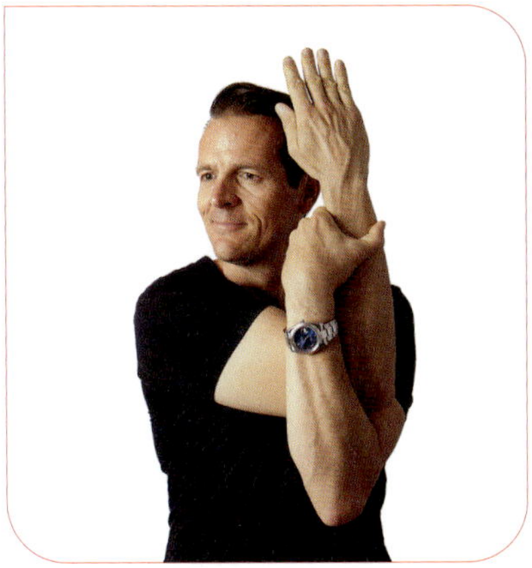

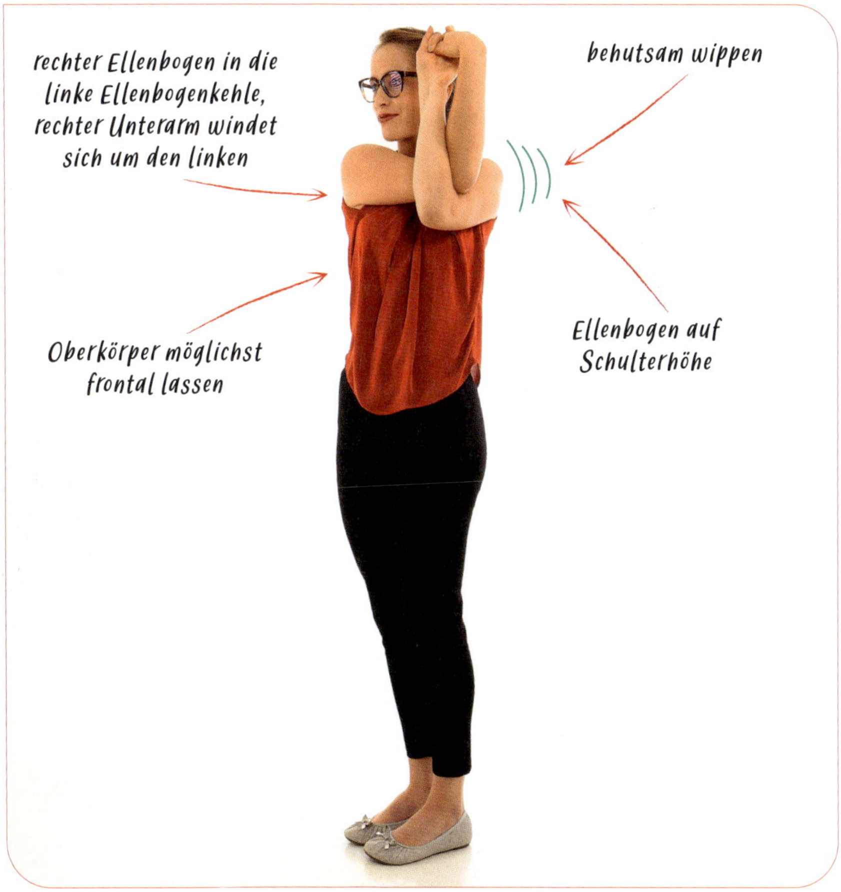

Das bringt's: Die Übung beugt Bewegungseinschränkungen im Schultergürtel vor und hält myofasziale Strukturen der Armlinien geschmeidig.

Tipp: Führen Sie bei eingeschränkter Beweglichkeit die Übung einfacher aus, wie im kleinen Bild angezeigt.

Rückkehr: Nehmen Sie die Arme wieder nach unten und spüren Sie der Dehnung nach. Abschließend in den Schultergürtel hineinspüren.

Arme kräftigen

1 Stehen Sie aufrecht. Strecken Sie die Arme seitlich auf Schulterhöhe aus. Nun kreisen Sie für einige Atemzüge die Arme in kleinen Radien nach hinten, dann nach vorne.

2 Führen Sie dann federnde Bewegungen der Arme in möglichst kleinen und schnellen Amplituden durch: zuerst nach oben und unten, dann mit kleinen, wippenden Bewegungen nach hinten.

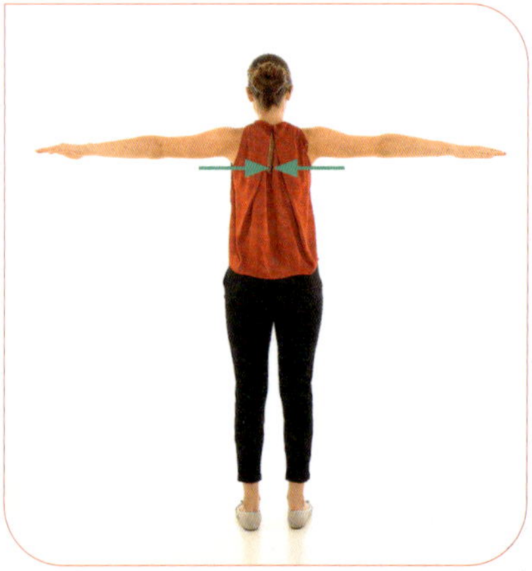

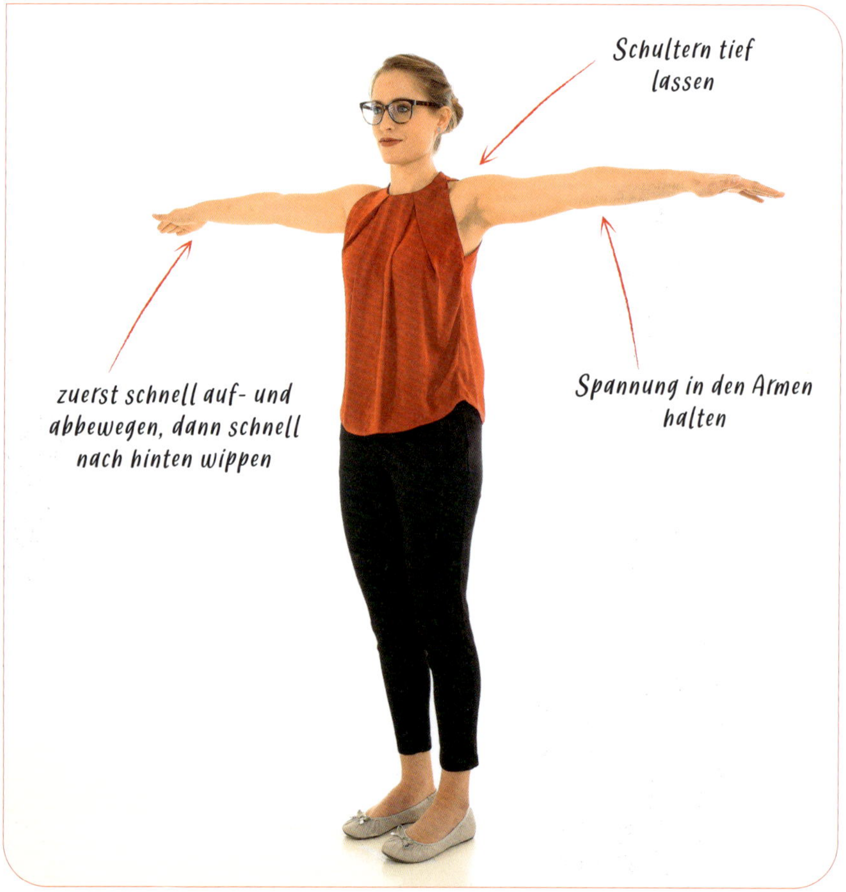

Das bringt's: Bei dieser tonisierenden Übung werden die gesamten Armlinien gekräftigt.

Tipp: Führen Sie die Arme behutsam nach hinten und ziehen Sie dabei die Schulterblätter zusammen.

Rückkehr: Kehren Sie abschließend in den aufrechten Stand zurück und spüren Sie der Beanspruchung nach: Können Sie die Rücken-, Schulter- und Armmuskulatur wahrnehmen?

Arme wippen

1 Stehen Sie aufrecht und verschränken Sie die Hände hinter dem Rücken. Ziehen Sie einatmend die Arme leicht nach hinten-unten, sodass das Brustbein nach vorne-oben geschoben wird. Bauen Sie gezielt Spannung im Schultergürtel auf.

2 Neigen Sie ausatmend den Oberkörper nach vorne-unten und führen Sie gleichzeitig die Arme hinter dem Rücken nach oben. Bleiben Sie zunächst in dieser Position, dann vorsichtig nach hinten wippen.

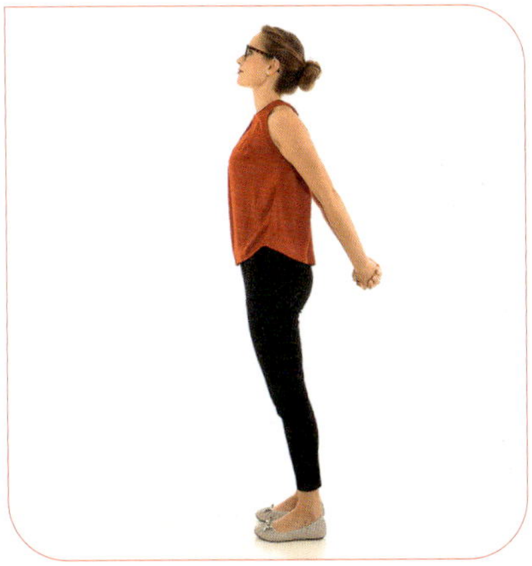

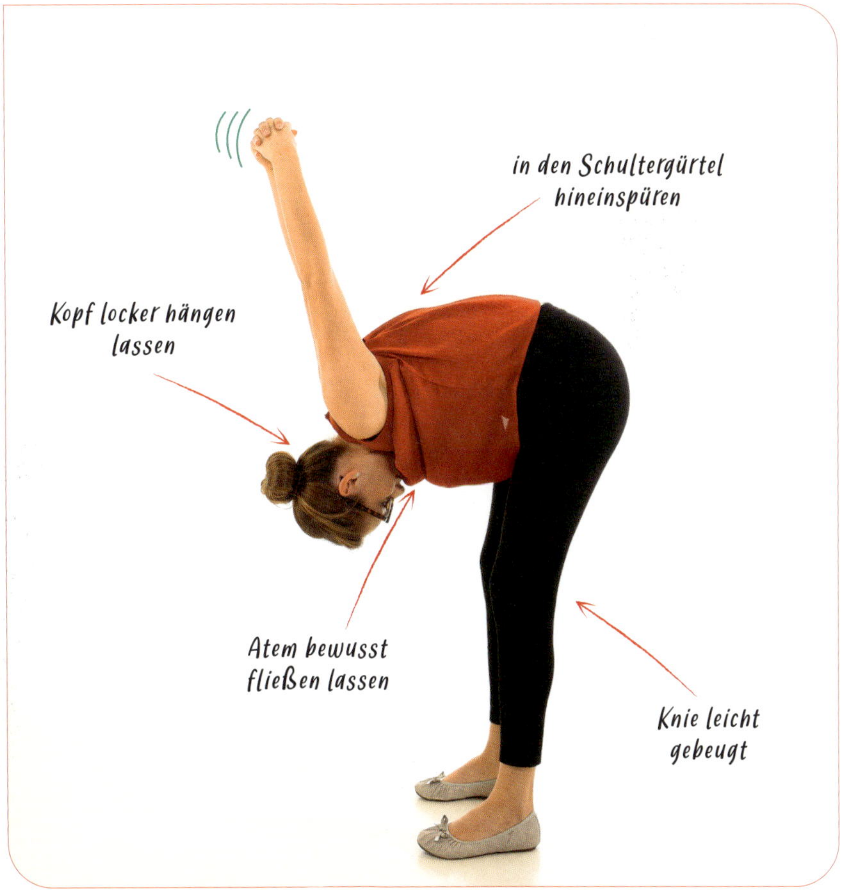

Das bringt's: Die Übung mobilisiert den gesamten Schultergürtel und fördert insbesondere durch das Wippen die Elastizität in den Armlinien.

Tipp: Federn Sie nur so weit in die Strukturen hinein, wie es Ihnen guttut.

Rückkehr: Kehren Sie in den aufrechten Stand zurück und spüren Sie der Dehnung im Schultergürtel und in den Armen nach.

Armspannung lösen

1 Stehen Sie im hüftbreiten Stand und strecken Sie die Arme vor dem Körper auf Schulterhöhe aus. Führen Sie einatmend die Arme im Wechsel auf Schulterhöhe nach hinten, ausatmend wieder nach vorne.

2 Variieren Sie dynamisch und schwingend die Bewegungsrichtung der Arme. Das Becken bleibt nach vorne ausgerichtet.

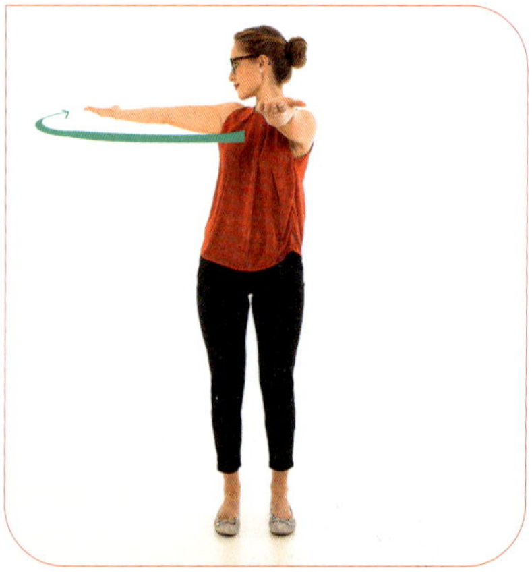

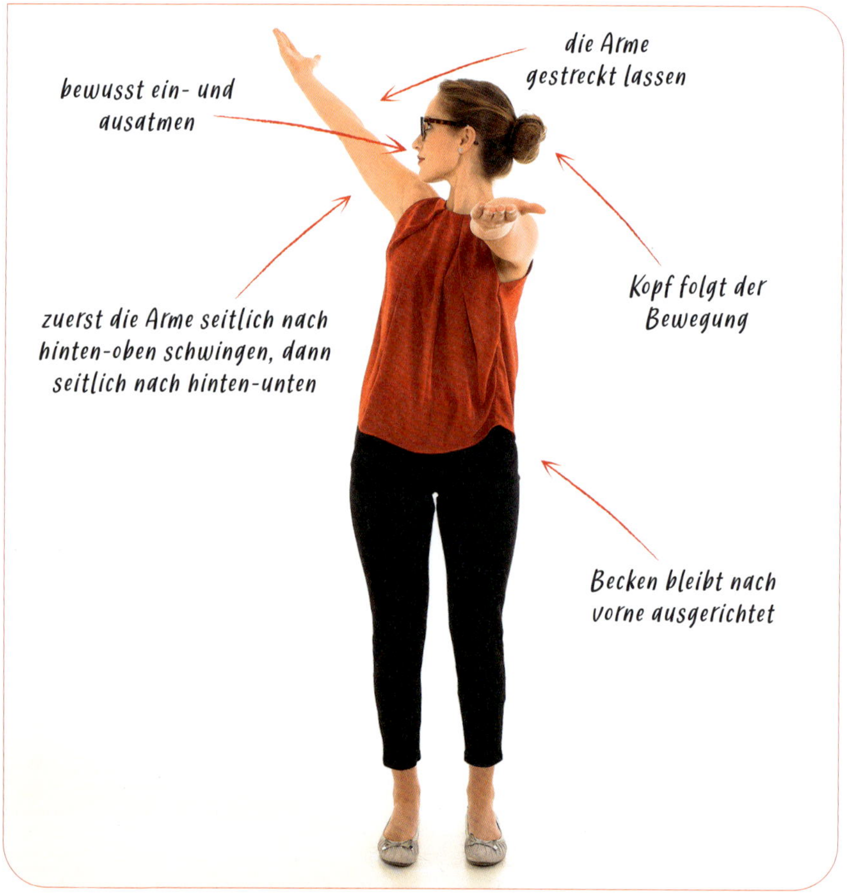

Das bringt's: Das Schwingen der Arme nach hinten lockert die Strukturen der Armlinien und fördert deren Beweglichkeit. Gleichzeitig wird die Brustwirbelsäule mobilisiert.

Tipp: Werden Sie immer dynamischer in der Ausführung. Die Arme schwingen in einem konstanten schnellen Bewegungsfluss vor und zurück.

Rückkehr: Lassen Sie die Bewegung langsam ausklingen und nehmen Sie die Arme nach unten. Können Sie die entstehende Leichtigkeit in den Armen und dem Schultergürtel wahrnehmen?

Armlinien erspüren

1 Stehen Sie aufrecht und schließen Sie die Augen. Strecken Sie einen Arm seitlich nach unten. Dann spreizen Sie die Finger und spüren, wie die myofaszialen Strukturen der Armlinien aktiviert werden.

2 Bilden Sie eine Faust und nehmen Sie bewusst wahr, wie sich die Kraft langsam entlang der Armlinien ausbreitet. Dann folgt der Armwechsel.

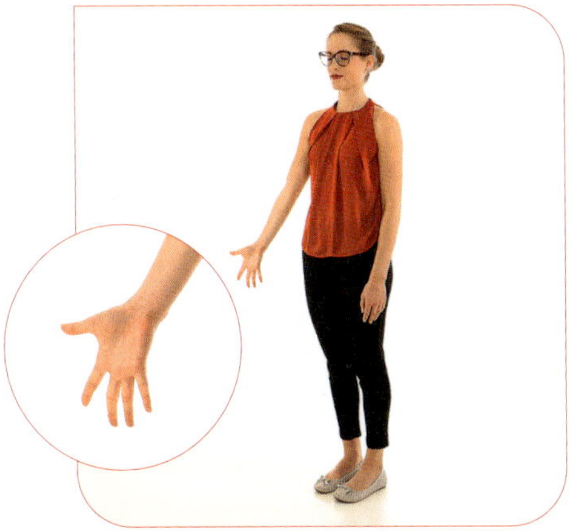

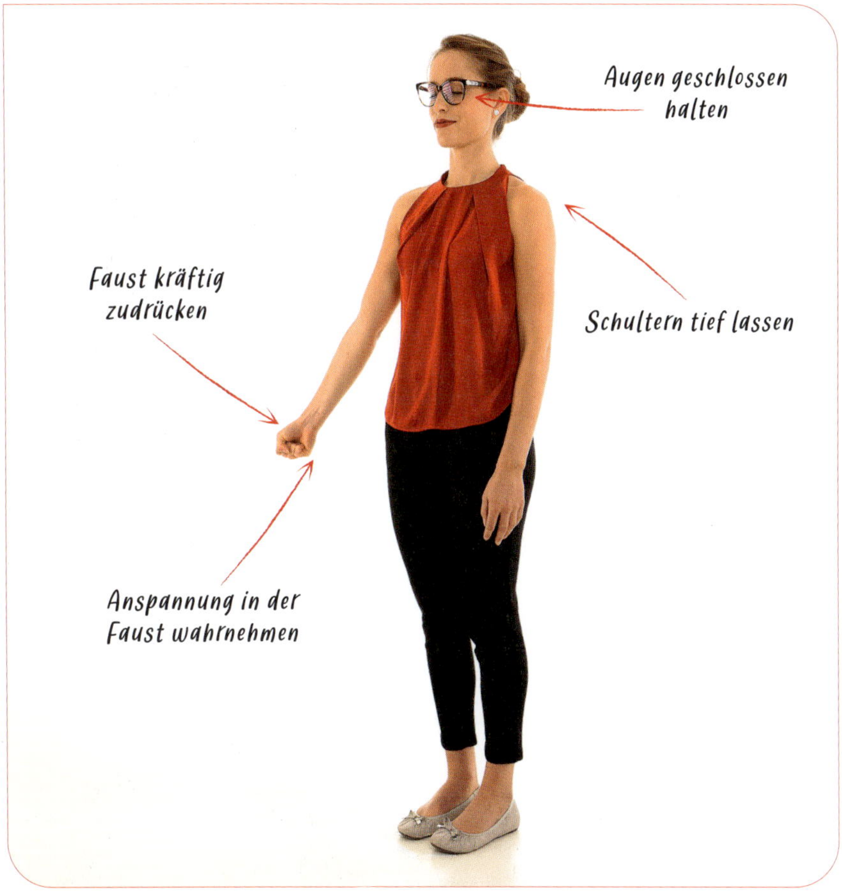

Das bringt's: An- und Entspannungszustände stimulieren die gesamten Armlinien und ermöglichen so das bewusste Nachspüren myofaszialer Strukturen im Arm- und Schulterbereich.

Tipp: Nehmen Sie bewusst wahr, wie sich die Entspannung von den Fingerspitzen bis zum Schultergürtel ausbreitet.

Rückkehr: Schütteln Sie die Arme locker aus. Können Sie Unterschiede zwischen dem rechten und dem linken Arm spüren? Dann langsam wieder die Augen öffnen.

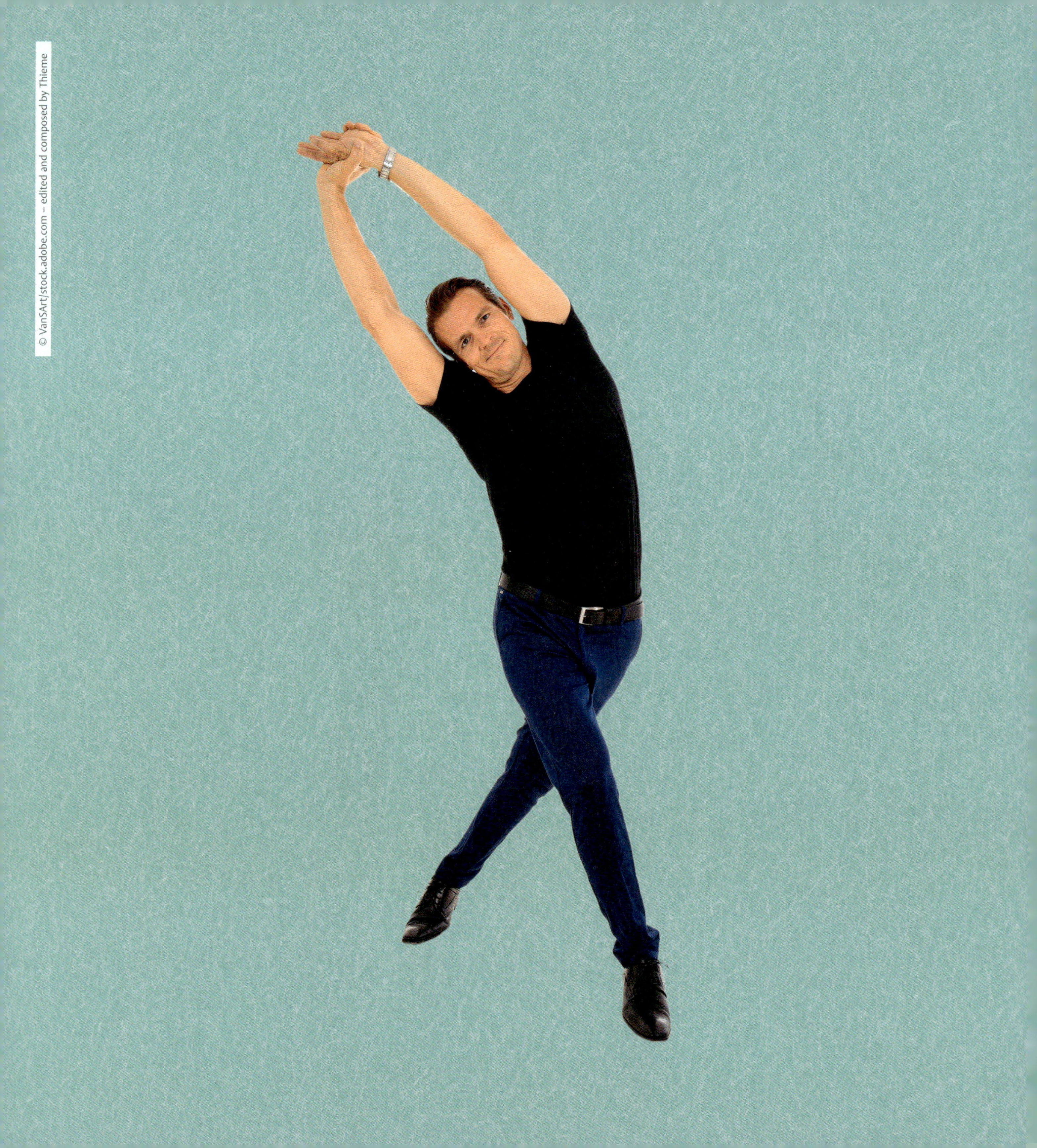

Specials

Fasziales Üben macht leistungsfähiger und hält fit. Es kann aber noch mehr: Es schützt vor Zivilisationskrankheiten und hilft bei speziellen Indikationen.

Faszientraining als Prävention

Es gibt kaum jemanden, der von Faszientraining nicht profitiert – selbst, wenn Sie keine Beschwerden oder Einschränkungen haben, tut Faszientraining gut und wirkt präventiv.

Faszientraining ist vor allem in der primären Prävention einsetzbar und kann vor Krankheiten schützen. Verhindert werden sollen vor allem körperliche Problemstellungen wie Bewegungseinschränkungen und Körperfehlhaltungen, aber auch Sportverletzungen. Ebenso kann der Einsatz dieses Trainings in der Sekundärprävention erfolgen. Hierunter sind Zielgruppen zu fassen mit Risikofaktoren wie zu hohem Blutdruck, Bindegewebserkrankungen oder chronifizierten Stressfaktoren wie etwa erhöhtem Cortisolspiegel. Deshalb werden in den folgenden Abschnitten die Wirkungen eines Faszientrainings auf wichtige Präventionsthemen aufgezeigt.

Bewegungsmangel

Der menschliche Körper stellt ein fasziales 3-D-Spannungsnetzwerk (Seite 13) dar, das sich an wiederkehrende alltägliche Bewegungsmuster anpasst. So reagiert das Bindegewebe sensibel auf Inaktivität: Bewegungsmangel führt über einen längeren Zeitraum – hierzu zählen auch Ruhigstellungen, die durch Gipsverbände oder Bettlägerigkeit nach Operationen verursacht werden – zu einem Verlust der Gewebestärke und -elastizität sowie der räumlichen Fasergrundordnung. Die Folgen sind Einschränkungen mechanischer Eigenschaften. Der Fachbegriff hierfür lautet Fibrosierung. Zu den Veränderungen der räumlichen Fasergrundordnung gehört beispielsweise der Verlust der scherengitterartigen Struktur der Kollagenfasern. Auch deren Crimp-Bildung (Seite 18), die mikroskopisch sichtbare sprungfederartige Wellenform, erscheint eher abgeflacht. Schleip[8] geht bei solchen Veränderungen von einer erhöhten Hysterese aus, einem Maß für den Verlust an kinetischer Energie und Spannkraft. Dies kann schon im Gangbild sichtbar werden. So zeigen Gangbildanalysen, dass in solchen Fällen elastische, federnde und energiegeladene Komponenten beim Gehen ausbleiben und eher ein »Latschen« oder »Schlurfen« feststellbar ist.

Meist liegt bei langer körperlicher Inaktivität auch eine Dehydration des Bindegewebes vor. Diese Art der Austrocknung in der »extrazellulären Matrix« (EZM, Seite 17), basiert auf der chronischen Unterforderung der Bindegewebszellen. Hier kommt es zu einer Art »trockener Verfilzung« des Fasziengewebes. Die zähflüssige Grundsubstanz verdickt immer mehr und verhärtet sich. Die sich darin befindenden Kollagenfasern können dann nicht mehr ihrer Aufgabe der Kraftübertragung nachkommen, reiben aneinander und es kommt zur kristallinen Versprödung. Meist handelt es sich um Gewebsverhärtungen, unter denen auch die Muskulatur leidet. Bei Vielsitzern treten häufig erhöhte Verspannungen und Verhärtungen am Übergang von der Hals- zur Brustwirbelsäule auf.

Ebenso können Faszien durch Bewegungsmangel verkleben, wodurch dann die Gleitfähigkeit und Verschiebbarkeit eingeschränkt sind. Da fasziales Gewebe in enger Verbindung zur Lymphe steht, kann es hier zu einem Lymphstau kommen. Fibrinogen, ein Blutgerinnungsfaktor, liegt in der Lymphe als gelöster Stoff vor, wird aber aufgrund eines solchen Staus und in Kombination mit bestimmten Substanzen zu Fibrin, einem körpereigenen Klebestoff, der eigentlich bei der Wundheilung auftritt. Durch diesen Prozess können Faszien intensiv miteinander verkleben und zu massiven Bewegungseinschränkungen führen. Oft berichten die Betroffenen von einer Körpersteifigkeit.

Körperfehlhaltungen in Beruf und Alltag

Auch durch routinemäßige Körperfehlhaltungen im Berufsleben oder im Alltag können sich Fehlspannungen im faszialen Zugspannungssystem ergeben. Denn Schon- und Fehlhaltungen stellen eine Art kontinuierliches »Dysbalance-Training« für das Fasziensystem dar. Zum Beispiel führt eine gebeugte Haltung am Arbeitsplatz oder beim Autofahren zu einer erhöhten Nackenspannung, da der Kopf nach vorne geführt wird und sich dadurch nicht mehr über dem Oberkörper im Lot befindet. Hierbei ist zu erwähnen, dass die Halswirbelsäule lediglich für sechs Kilogramm Belastung ausgerichtet ist. Befindet sich der Kopf in einem 30-Grad-Winkel zur Wirbelsäule, lasten jedoch bis zu 30 Kilogramm auf der Nackenmuskulatur. Zusätzlich werden oft unbewusst die Schultern zu den Ohren gezogen, wodurch sich die Spannungszustände potenzieren. Dieses typische Nach-vorne-Schieben des Kopfes (Protraktion) bewirkt mit der Zeit muskuläre Verspannungen, die mit Schmerzen verbunden sein können. Nach einer gewissen Leidenszeit lassen die Schmerzen jedoch nach. Grund dafür ist, dass fasziale Strukturen die Muskeln bei dieser Fehlhaltung »unterstützen« beziehungsweise zunächst entlasten und somit die Spannung herabsetzen. Auf diese Weise werden anfängliche Schmerzsignale kaum beachtet und der Kopf verweilt weiterhin in dieser Halteposition, bis

Fehlspannung durch Fehlhaltungen: Stundenlanges Verharren im Sitzen provoziert kollabierte Körperfehlhaltungen, die das fasziale Zugspannungssystem außer Balance bringen.

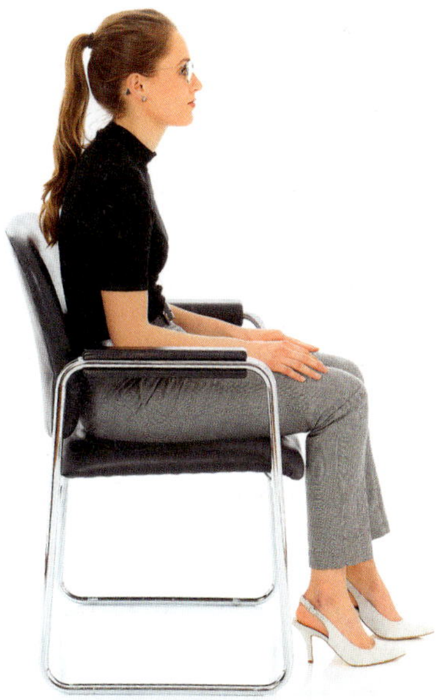

sich die Fehlspannungen im faszialen System manifestiert haben und nachhaltige Schmerzen auslösen. Ebenso ist bei Vielsitzern zu beobachten, dass sie instinktiv schmerzhafte Bewegungen meiden. Auf diese Weise wird ein Teufelskreis provoziert, in dessen Rahmen unökonomische Bewegungsabläufe, gepaart mit weiteren Funktionseinschränkungen, zu weiteren Schmerzen führen.

Alltägliche Stressmomente

Grundsätzlich kann mit einem Faszientraining Stress entgegengewirkt werden, ebenso werden Regeneration und Erholung gefördert. Stresssituationen können sich auf das fasziale Gewebe auswirken, weil es, wie bereits an anderer Stelle erwähnt, kontraktile Zellen (zu »Kontraktilität«, s. Seite 21) enthält, die auf Stressreize reagieren. Grund dafür ist, dass das Faszien-netzwerk von unzähligen Nervenendigungen des autonomen Nervensystems durchsetzt ist.

Aufgrund dieser engen Verbindung zwischen Nervensystem und faszialem System können durch Stress Myofibroblasten (Seite 21) mittels Botenstoffen (erhöhte Ausschüttung des Stresshormons Cortisol) vermehrt gebildet, dann in Alarmbereitschaft versetzt werden und sich schließlich anspannen. Chronifizierter Stress bewirkt entsprechend eine dauerhafte An- oder Verspannung, die unterschiedlich stark ausgeprägte Schmerzsymptome hervorrufen kann.

Sportverletzungen

Der Fokus bei der Diagnostik und Therapie sportspezifischer Verletzungen liegt traditionell auf der Skelettmuskulatur und den dazugehörigen Sehnen sowie Bändern. Neue Erkenntnisse lassen die Vermutung zu, dass auch die Hüllschichten um die Muskeln eine besondere Rolle spielen können. Aufgrund der geflechtartigen bis scherengitterartigen Faserstruktur des intramuskulären Bindegewebes sind diese bei Zugkräften in verschiedene Richtungen leicht dehnbar. Ebenso sind sie anpassungsfähig an unterschiedliche Bewegungskräfte und an die Form der darunterliegenden Muskeln. Aufgrund ihrer Kollagenstruktur leisten sie zudem relativ starken Widerstand gegen auftretende Kräfte. Plastische Verformungen (zu »Plastizität«, s. Seite 20) treten meist infolge zu schnell einwirkender oder zu starker beziehungsweise fehlgesteuerter Belastungsspitzen auf. Als Folge können dann kleine Mikrotraumata oder größere Rupturen innerhalb der Hüllschichten auftreten. Ödembildungen und Einblutungen wären die Konsequenz.

Eine Beteiligung des intramuskulären Bindegewebes wird nach heutigem Stand beim Muskelkater und bei muskulären Traumata durch Überdehnungen angenommen. Zu den weiteren bindegewebsspezifischen Sportverletzungen zählen beispielsweise Zerrungen, Überdehnungen, Rupturen oder Entzündungen (wie zum Beispiel die Knochenhautentzündung). Zudem können nicht vollständig auskurierte Verletzungen ein Grund für neue Verletzungen sein. Meist liegen dann zum einen Veränderungen in der Grundsubstanz, zum anderen Schäden in den Kollagenfasern vor.

Bindegewebserkrankungen

Bei allen Bindegewebserkrankungen findet eine Veränderung in der Grundsubstanz, dem wässrigen Anteil der EZM (Seite 17), statt. Ebenso sind Entzündungsherde und ein zum Teil schnell fortschreitender Krankheitsverlauf ersichtlich.

Bindegewebsschwächen: Hier sind zunächst »Dehnungsstreifen« anzuführen. Sie entstehen beispielsweise durch starke Dehnreize der Haut in der Schwangerschaft. Bei sog. »Besenreisern« oder Krampfadern handelt es sich um kleine Venen unterhalb der Haut, die sich in Form von dünnen, kleinen Ästen zeigen. Obwohl diese meist ungefährlich sind, können vor allem an den Beinen die Venenklappen davon betroffen sein, wodurch sich Wassereinlagerungen, Blutstauungen und dicke Beine als Folgen ergeben können. Cellulitis ist ebenfalls eine Bindegewebsschwäche, bei der mehr oder weniger sichtbare Beeinträchtigungen des Hautbildes vorliegen. Alter, Gewicht oder Sportlichkeit sind dabei unerheblich. Die Ursache ist in der mangelnden elastischen Spannkraft der oberflächlichen Faszien zu suchen. Auch Hernien, besser bekannt als Leistenbrüche, können durch Bindegewebsschwächen entstehen.

Narben: Bei einer Narbenbildung nach tiefen Schnittwunden (zum Beispiel beim Kaiserschnitt) oder auch nach Sportverletzungen – dazu zählen postoperative Narben nach Eingriffen wie beispielsweise am Knie – findet ein natürlicher Geweberegenerationsprozess statt. Um die Wunde zu verschließen, muss Kollagen gebildet werden. Heilungs- und Reparaturvorgänge können durch schlechte Wundheilungsprozesse (zum Beispiel infolge von Diabetes oder Immunschwäche) beeinträchtigt werden. Im schlimmsten Fall ergeben sich Wulstnarben (Keloiden) durch eine zu hohe Ansammlung an Kollagen. Jede Narbe hinterlässt Spuren und führt zu Irritationen des Bindegewebes. Nicht selten wird das Gewebe dann unter zu starke Spannung gesetzt, wodurch es zu einer Veränderung in der Faszienmechanik kommt.

Kollagenosen: Unter dem Oberbegriff »Kollagenosen« sind systemische Autoimmunerkrankungen zu verstehen. Diese gehen mit chronisch-entzündlichen Bindegewebserkrankungen einher und können verschiedene Organe stark beeinträchtigen. Meist kommt es zu einer gesteigerten Kollagenproduktion, die zu einer langsamen Verhärtung des Bindegewebes führt und dadurch schließlich systemisch die Funktionalität innerer Organe wie Magen-Darm-Trakt, Herz oder Nieren beeinträchtigt.

Diabetes mellitus: Bei dieser Erkrankung ist – neben vielen anderen Faktoren – auch eine starke Degeneration des Bindegewebes bis hin zum diabetischen Fuß feststellbar. Das heißt, dass das Puffersystem des Körpers nicht mehr funktionsfähig ist, wodurch Überlastungsschäden auftreten. Von den Einbußen hinsichtlich Elastizität und Beweglichkeit im Gewebe sind auch Kapseln oder andere ungeformte straffe Bindegewebsarten betroffen. Solche Veränderungen können sich auf das Zentralnervensystem auswirken und schließlich Krankheiten wie Alzheimer oder Parkinson begünstigen. Weiterhin können diese Gewebsveränderungen auch zu Verhärtungen der Gefäßwände und zu Bluthochdruck oder Nierenbeschwerden führen.

Narbenbildung

Wenn durch Operationen Narben entstehen, ist es notwendig, möglichst frühzeitig in Abstimmung mit einem Arzt mit manuellen Behandlungstherapien oder Mobilisationsübungen zu beginnen. Wichtig ist, dass solche Behandlungen beziehungsweise Übungen schmerzfrei erfolgen, um Re-Traumatisierungen auszuschließen.

Kurzprogramme für spezifische Indikationen

Einschränkungen in unserem faszialen Zugspannungssystem treten meist an überbelasteten Körperstellen auf. Falls sie nicht behandelt werden, chronifizieren sie sich. Daher sollte immer wieder in den Körper hineingespürt werden, um möglichst frühzeitig mit entsprechenden Übungen zu reagieren.

Wir haben hier Krankheitsbilder, Kompensationsmuster und körperliche Symptome, an denen viele Menschen leiden, zusammengetragen und mit den myofaszialen Zuglinien unseres Trainingssystems in Verbindung gebracht. Testen Sie selbst, welche Übungen für Sie bei spezifischen Problemstellungen besonders hilfreich sind. Im Ergebnis kann es sein, dass eine Übung für die Lösung der körperlichen Symptome ausreicht. Dann sollten Sie diese immer mal wieder in Ihren Alltag einbauen. Vielleicht werden Sie auch in mehreren Programmen fündig, sodass Sie für sich aus den Vorschlägen ein eigenes kleines Programm zusammenstellen, das Sie regelmäßig durchführen.

Kopf-Nacken-Hals-Indikationen: fasziales Training contra Nackenverspannungen, Kopfschmerzen & Migräne

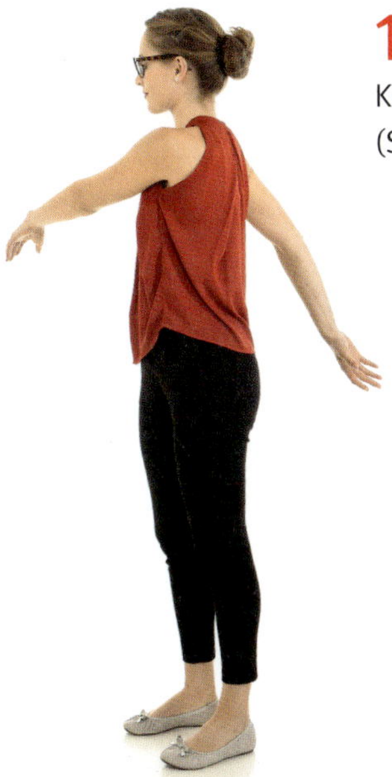

1 Spirallinien: Körper rotieren (Seite 52)

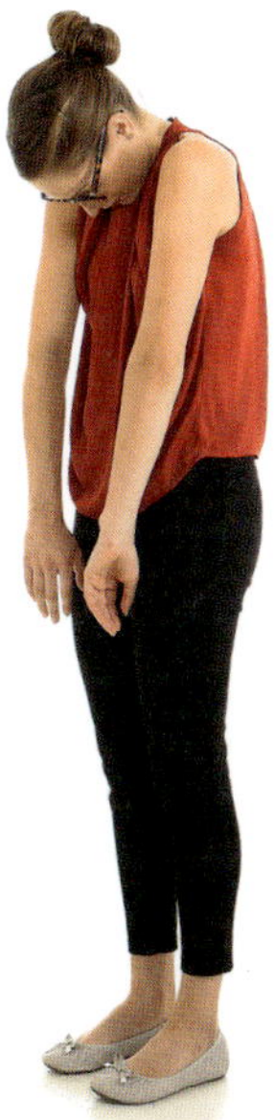

2 Frontallinien: Frontallinien-Scan (Seite 83)

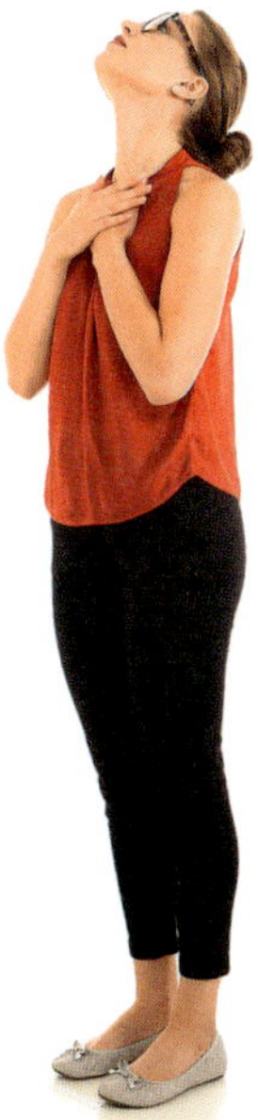

3 Frontallinien: Hals dehnen (Seite 86)

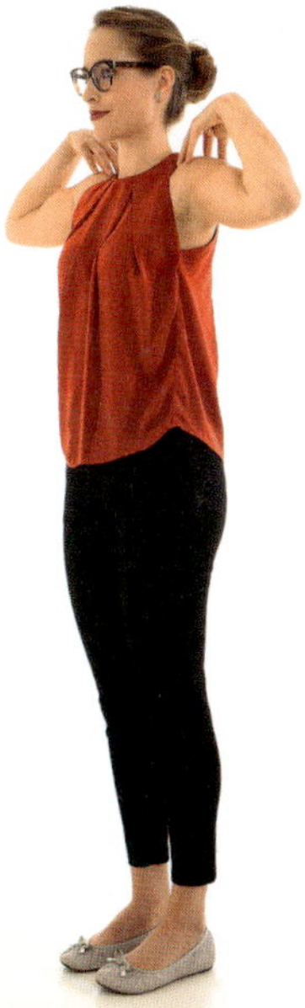

4 Armlinien: Schultern mobilisieren (Seite 116)

Schulter-Indikationen: fasziales Training contra Einschränkungen in der Schulterbeweglichkeit, Impingement-Syndrom & Arthrose

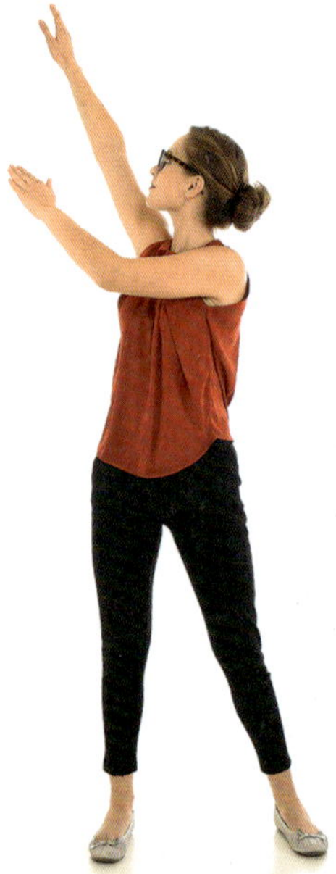

1 Spirallinien: Arme seitwärts fliegen lassen (Seite 58)

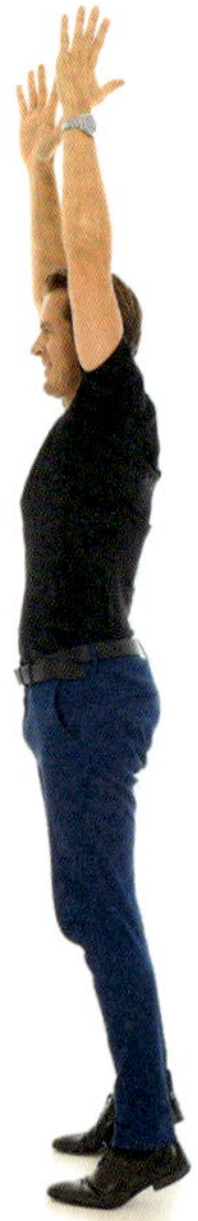

2 Rückenlinien: Körper schwingen (Seite 68)

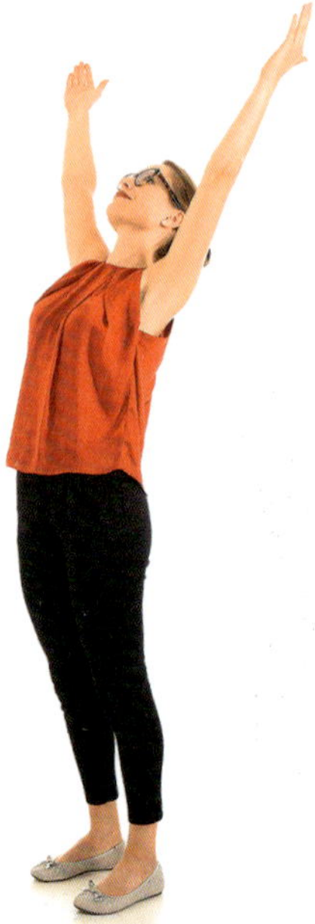

3 Frontallinien: Brustkorb öffnen (Seite 87)

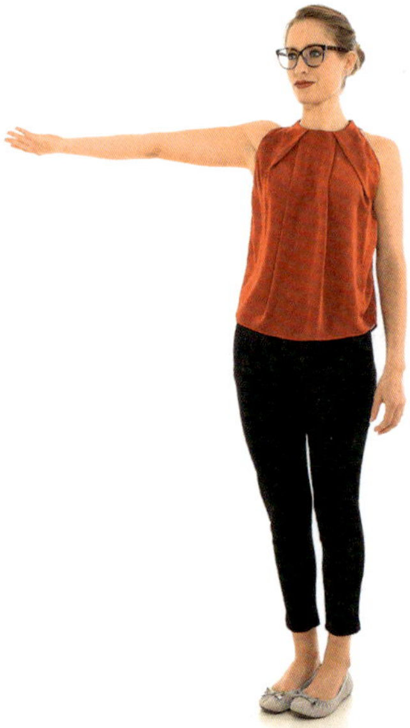

4 Armlinien: Arme dynamisch verdrehen (Seite 117)

Brustwirbelsäule-Brustkorb-Indikationen: fasziales Training contra Verspannungen in der Brustwirbelsäule & Brustmuskulatur

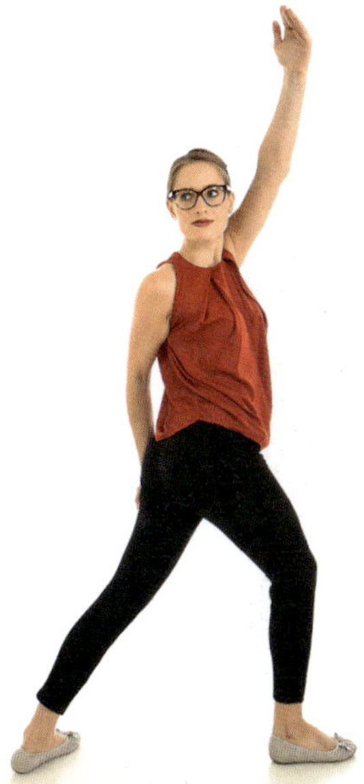

1 Spirallinien: Körper aufdrehen (Seite 55)

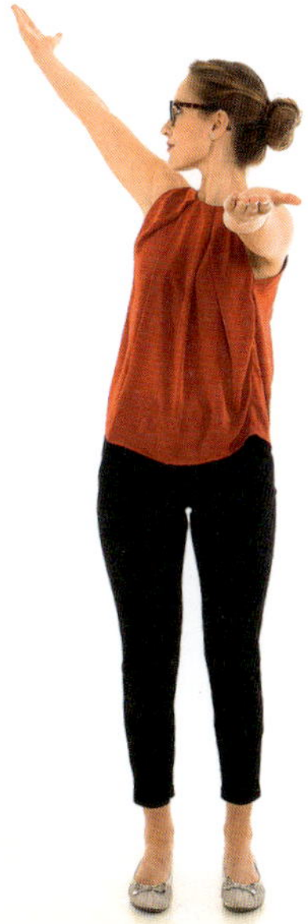

2 Armlinien: Armspannung lösen (Seite 122)

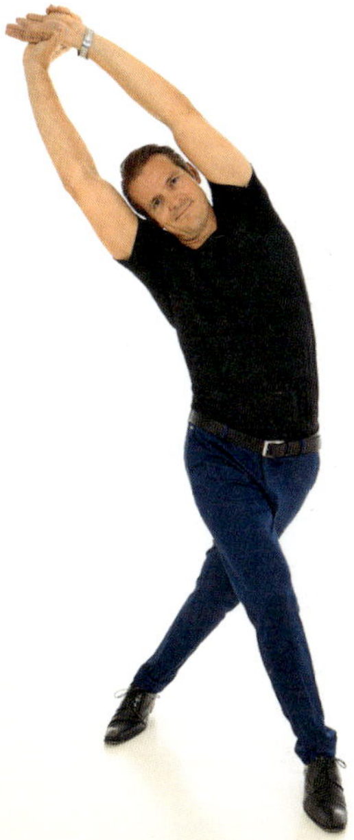

3 Laterallinien: Flanken lang machen (Seite 103)

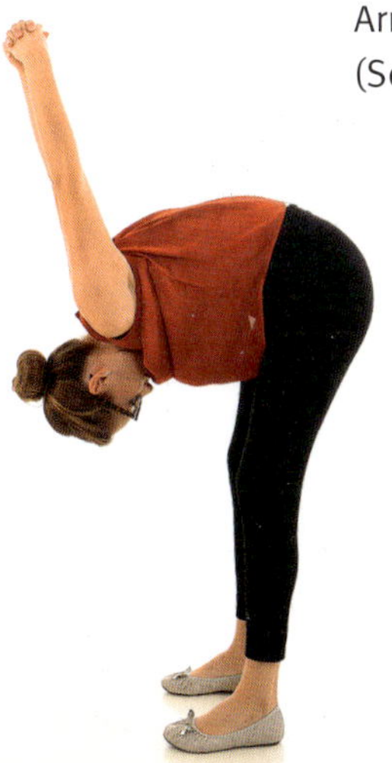

4 Armlinien: Arme wippen (Seite 121)

Lendenwirbelsäule-Indikationen: fasziales Training contra Verspannungen im Bereich der Lendenwirbelsäule

1 Rückenlinien:
Oberkörper pendeln
(Seite 74)

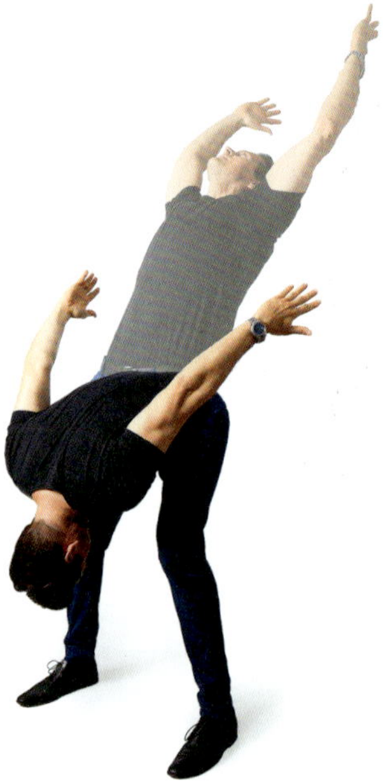

2 Spirallinien:
Beine pendeln & kicken (Seite 53)

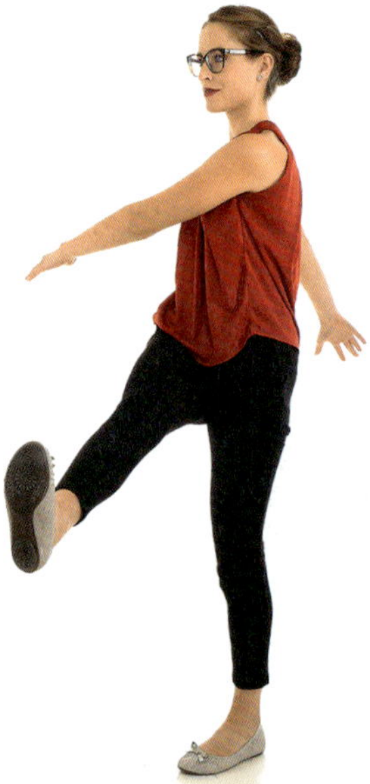

3 Laterallinien:
Rumpf seitwärts stretchen
(Seite 102)

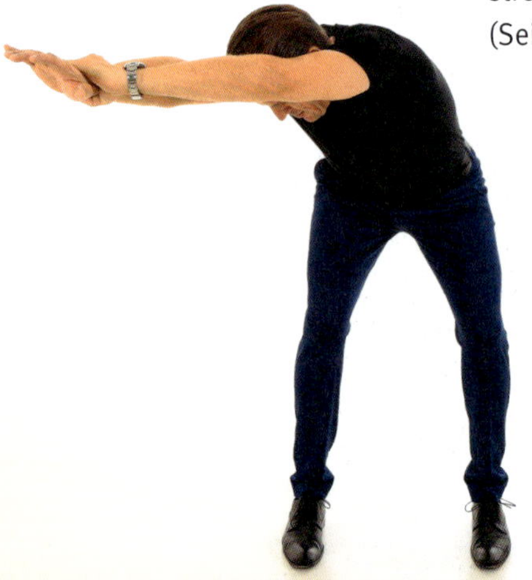

4 Rückenlinien:
Rückenlinien-Scan
(Seite 67)

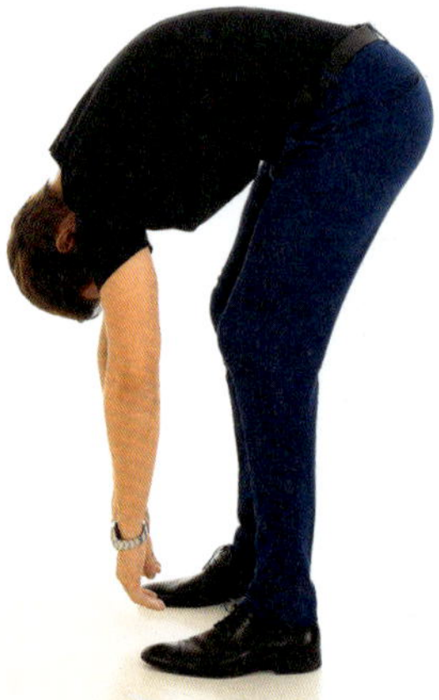

Becken-Hüfte-Gesäß-Indikationen: fasziales Training contra Verspannungen im Gesäß- und Kreuzbeinbereich, Blockaden am Iliosakralgelenk & Hüftarthrose

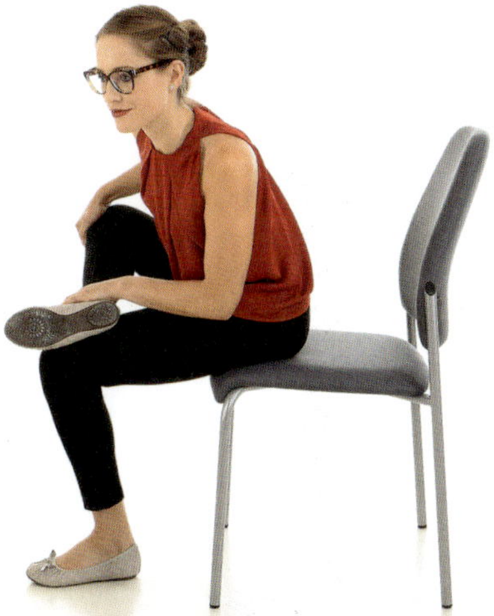

1 Spirallinien: Gesäßmuskeln dehnen (Seite 54)

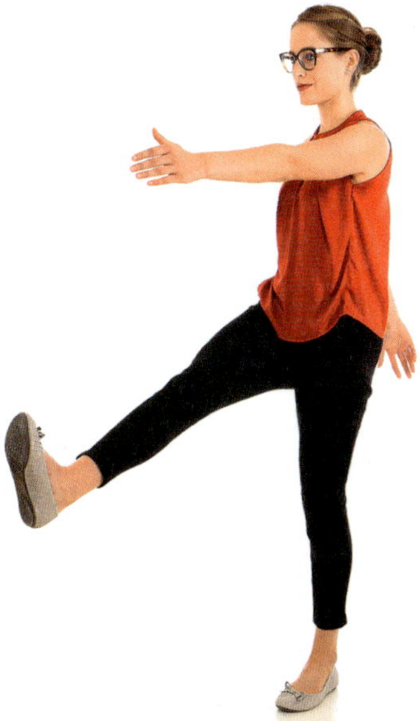

2 Frontallinien: Beine pendeln (Seite 90)

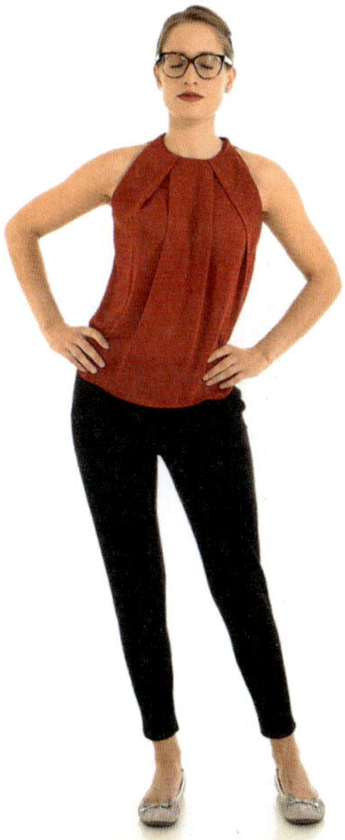

3 Spirallinien: Spirallinien erspüren (Seite 59)

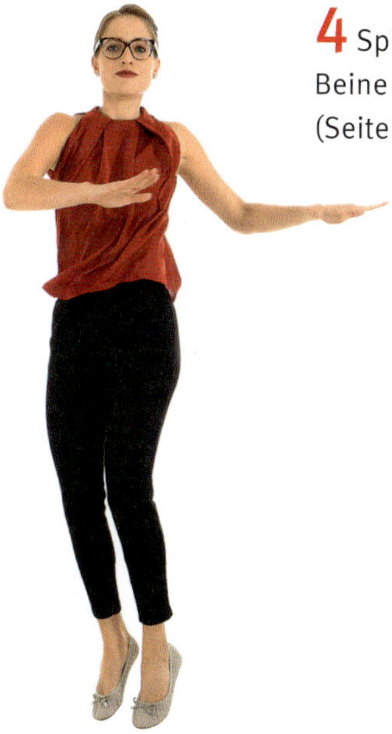

4 Spirallinien: Beine twisten (Seite 57)

Service

Quellenangaben

1 Leinmüller, R. (2008). Rückenschmerzen: Der Teil ist myofaszial. Deutsches Ärzteblatt, 105, 31–32.

2 Myers, T. (Hrsg.) (2015). Anatomy Trains. Myofasziale Leitbahnen (3. Aufl.). München: Urban & Fischer. S. 48ff.

3 Weineck, J. (2019). Optimales Training: Leistungsphysiologische Trainingslehre unter besonderer Berücksichtigung des Kinder- und Jugendtrainings (17., überarb. und erw. Aufl.). Balingen: Spitta.

4 Schleip, R., Buschmann, B. & Bayer, J. (2016). Faszien-Krafttraining. Optimal Muskeln aufbauen, die Figur definieren und Verletzungen vorbeugen. Das neue Gerätetraining nach dem Panther-Prinzip. München: Riva. S. 118

5 Schwind, P. (2014). Faszien – Gewebe des Lebens. Das geheimnisvolle Netzwerk des Körpers und seine Bedeutung für unsere Gesundheit. München: Irisiana. S. 241

6 Dennenmoser, S. (2016). Faszien – Therapie und Training. München: Urban & Fischer. S. 188

7 Schleip, R. & Bayer, J. (2016). Faszienfitness – vital, elastisch, dynamisch in Alltag und Sport (7. Aufl.). München: Riva. S. 21

8 Schleip, R. (2016). Mechanotransduktion: von der zellulären Ebene bis zum ganzen Körper. Osteopathische Medizin, 17(3), 16–21. doi: 10.1016/S1615-9071(16)30048-X

Videos der Übungen

Sie können sich alle Übungen auch als Videos ansehen unter: extras.thieme.de/trias.htm

Stichwortverzeichnis

Liebe Leserin, lieber Leser,

hat Ihnen dieses Buch weitergeholfen? Für Anregungen, Kritik, aber auch für Lob sind wir offen.
So können wir in Zukunft noch besser auf Ihre Wünsche eingehen.
Schreiben Sie uns, denn Ihre Meinung zählt!

Ihr TRIAS Verlag

kundenservice.thieme.de | Lektorat TRIAS Verlag, Postfach 30 05 04, 70445 Stuttgart

/trias.tut.mir.gut   /trias_verlag   /triasverlag   www.trias-verlag.de/newsletter

Bibliografische Information der Deutschen Nationalbibliothek
Die Deutsche Nationalbibliothek verzeichnet diese Publikation in der Deutschen Nationalbibliografie; detaillierte bibliografische Daten sind im Internet über dnb.d-nb.de abrufbar.

Programmplanung: Celestina Filbrandt
Projektmanagement: Elisa Salemi
Redaktion: Julia Jochim
Bildredaktion: Marie Crämer
Umschlaggestaltung: © Thieme
Layout: CYCLUS · Visuelle Kommunikation, Stuttgart

Bildnachweis:
Fotos im Innenteil:
Covermotiv und Bild S. 3, Autorenfotos und People-Fotos: © ket (Karlsruher EntspannungsTraining)
Quellen der Adobe-Stock-Bilder S. 8, 22, 124 (Hintergrund): © VanSArt/stock.adobe.com – edited and composed by Thieme; S. 19-21: Honig: © xamtiw/stock.adobe.com; Gummiband: © Pixel-Shot/stock.adobe.com; Fruchtgummi: © Nikolay/stock.adobe.com; Wasserläufer: © Oleh Marchak/stock.adobe.com
Zeichnungen: Christine Lackner, Ittlingen
Die abgebildeten Personen haben in keiner Weise etwas mit dem Thema zu tun.

1. Auflage 2025

TRIAS Verlag in Georg Thieme Verlag KG
Oswald-Hesse-Straße 50, 70469 Stuttgart

Satz und Repro: Fotosatz Buck, Kumhausen
Druck: AZ Druck und Datentechik GmbH, Kempten

Gedruckt auf chlorfrei gebleichtem Papier
Printed in Germany

ISBN 978-3-432-11987-8
eISBN (ePub) 978-3-432-11988-5

1 2 3 4 5 6

MIX
Papier | Fördert gute Waldnutzung
FSC® C008457
FSC www.fsc.org